Für uns Frauen

Impressum

Bibliographische Informationen der Deutschen Bibliothek: Die Deutsche Bibliothek verzeichnet diese Publikation in der Deutschen Nationalbibliothek; detaillierte bibliographische Daten sind im Internet über http://dnb.ddb.de abrufbar. Die Informationen in diesem Buch werden ohne Rücksicht auf einen eventuellen Patentschutz veröffentlicht.
Die Inhalte dieses Buches basieren auf Quellen, die Autorin und Verlag als vertrauenswürdig erachten. Die Informationen wurden nach bestem Wissen recherchiert, sorgfältig geprüft und für die Belange des Buches aufbereitet, dennoch können Fehler nicht ausgeschlossen werden. Weder Verlag noch Herausgeber oder Autorin haften für fehlerhafte Angaben und deren Folgen oder für nachteilige Auswirkungen, die in einem direkten oder indirekten Zusammenhang mit den dargebotenen Informationen dieses Buches stehen.

In erster Linie dienen die Informationen dieses Buches der Gesunderhaltung und dem allgemeinen Wohlbefinden. Daher sei an dieser Stelle noch einmal ausdrücklich auf die Grenzen einer Selbstbehandlung hingewiesen: Die Inhalte stellen keinen Ersatz für eine individuelle medizinische Konsultation dar. Im Falle einer ernsthaften Erkrankung sollte auf alle Fälle vor der Behandlung mit der Therapeutischen Frauen-Massage ein Arzt oder Heilpraktiker hinzugezogen werden.

ISBN: 978-3-9813885-8-9
Illustrationen, Layout & Satz: Bettina Weyland

Printed in the EU

Autorenprofil

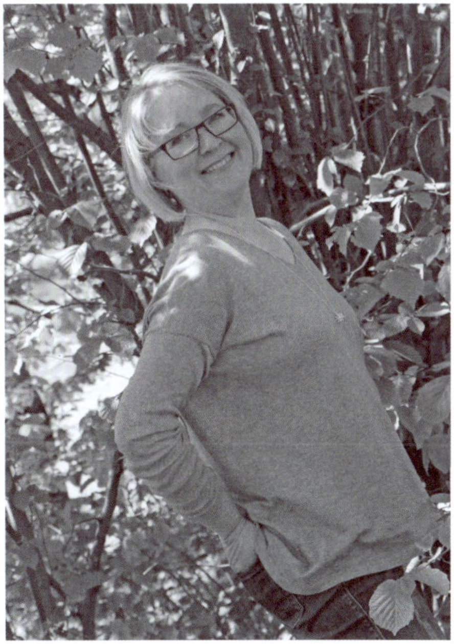

Claudia A. Pfeiffer, Jahrgang 1971, ist von Kindesbeinen an eng mit der Natur und der alternativen Heilkunde verbunden. Seit 2009 arbeitet sie als Heilpraktikerin in eigener Praxis mit Schwerpunkt Frauenheilkunde in Saarbrücken.

In ihre Behandlungen fließt das Wissen aus mehrjährigen Ausbildungen in komplementärer Gynäkologie in London, München, Freiburg und Wien mit ein.

Regelmäßige Weiterbildungen rund um das Thema Frau und Frauengesundheit, Hormone, Aromatherapie, Pflanzenheilkunde und Gemmotherapie gewährleisten ihren Patientinnen umfassende Diagnostik und ganzheitliche Behandlungen, stets auf der Basis des aktuellen Fachwissens.

Im In- und Ausland ist Claudia A. Pfeiffer eine gefragte Dozentin für ganzheitliche Frauenheilkunde und weitere naturheilkundliche Themen.

Seit 2011 ist Claudia A. Pfeiffer die einzige von Dr. Gowri Motha persönlich zertifizierte Ausbilderin der Therapeutischen Frauen-Massage (TFM) und des *Creative Healings* im deutschsprachigen Raum.
In dieser Funktion hat sie bis heute viele Fachtherapeutinnen geschult und für die Verbreitung dieser wirksamen Manualtherapie gesorgt.

TFM IN DER PRAXIS

RESSOURCEN

Zum schnellen Auffinden und der Übersichtlichkeit wegen findest Du folgende Piktogramme:

- Gegenanzeige für die Behandlung
- Wichtig
- Allgemeiner Hinweis
- Positionsanweisung für dich als Behandlerin
- Visualisierung
- Zeitlicher Rahmen für die Behandlungseinheit
- Laienmassage
- Selbstmassage
- Druckintensität des Massage-Griffes

Bei der TFM handelt es sich um Herzensarbeit, daher habe ich das „Du" als Anrede gewählt. Der Einfachheit halber spreche ich im Verlauf der Anleitungen von deinem Gegenüber als „Patientin".

Vorwort

Claudias Buch erscheint passend zur Umbruchphase, in der sich die Medizinwelt für integrative Methoden öffnet und medizinische Fachleute bereit sind, neue Wege zu gehen, was Ursachenforschung und die Frage angehen, warum der Körper manchmal nicht optimal funktioniert.
Claudia ist meine beeindruckendste Creative Healing-Schülerin, die sofort erkannt hat, dass der Methode des Creative Healings, die Joseph B. Stephenson uns gelehrt hat, eine „natürliche Intelligenz" innewohnt.

Die Behandlungen selbst bestehen aus einfachen Massage-Griffen, die mit Sanftheit, Eleganz und dem Wissen um die darunterliegenden anatomischen Strukturen angewendet werden.
Jedem Creative Healer hilft hier vor seinem geistigen Auge die Vorstellung des Körperteils, welches er gerade behandelt.

Das „Kreative" am Creative Healing liegt vor allem in der Visualisierung des Körperteils oder Organs, das er gerade behandelt, wobei dem Creative Healer schon während der Behandlung die Aufgabe zukommt, sich das bereits geheilte und wieder funktionierende Organ vorzustellen.

Claudia hat mit diesem Buch der Herausforderung angenommen, neues und bahnbrechendes Material zu erstellen, das der medizinischen Fachwelt den Blickwinkel auf ein neues Glaubenssystem eröffnet.

Sie hat dieses exzellente Buch mit Illustrationen und verständlichen Diagrammen versehen und damit Creative Healing einen medizinischen und zugleich einfach nachvollziehbaren Rahmen gegeben.

Als Heilpraktikerin besitzt Claudia detailliertes medizinisches Fachwissen zur Anatomie und Physiologie des menschlichen Körpers und der Fortpflanzungsorgane.

Sie bringt ihr Wissen und ihren Erfahrungsschatz als Lehrerin von mehreren hundert Therapeutinnen mit ein, um in diesem illustrierten Werk das Spektrum an Behandlungen aufzuzeigen, die es zur natürlichen Hormonbalance und zur Fruchtbarkeitsbehandlung braucht.
So wie der Körper als Einheit arbeitet, werden auch Fruchtbarkeit und Schwangerschaft als Funktionen des gesamten Körpers angesehen.

Im Buch wird daher beschrieben, wie mit Creative Healing die Organe gestärkt und von neuem mit Lebenskraft erfüllt werden.
Als Claudia zum ersten Mal zu den Creative Healing Workshops in London kam, war ich mir noch nicht bewusst, dass sie mir wohl von Joseph B. Stephenson geschickt wurde.

Ich selbst wurde von Patricia und John Bradley, der zweiten Generation an Creative Healern, ausgebildet. Die Beiden haben eine tragende Rolle gespielt, Schüler wie mich für die Methode zu begeistern. Diese Tatsache macht mich zur einem Creative Healer der 3. Generation und ich bin sicher, dass Joseph B. Stephenson auf seine Ur-Ur-Ur-Enkelin Claudia Pfeiffer hinablächelt.

Joseph B. Stephenson (1887-1956)
Er war das Genie, das Creative Healing in diese Welt brachte und sein Wissen an fünf junge Leute weitergab, die diese hoch-effizienten Behandlungseinheiten wiederum an viele lernbegeisterte medizinisch tätige Menschen weitergaben.

Stephensons Erklärungen zur Wirkung von Creative Healing basieren auf seiner Gabe, die Energieflüsse im menschlichen Körper zu visualisieren. Diese Energiebahnen wurden schon vor Jahrtausenden von Yogis und Mystikern beschrieben.

Auch heutzutage gibt es auf dem Fachgebiet der Medialität feinfühlige Menschen, denen diese Gabe angeboren ist – einer davon war auch Joseph B. Stephenson.

Als ich auf Patricia und John, die ganz offensichtlich nicht medizinisch ausgebildet waren, traf, war es für mich als Ärztin schwierig, an das Funktionieren dieser Behandlungen zu glauben. Daher bin ich dankbar, dass mich meine Neugier ab dem Jahr 1990 zu einer ihrer Schülerinnen machte.

Während des Lernens erfuhren wir, dass es im Creative Healing mehrere Entwicklungsstadien gibt, die man durchlaufen muss, um ein Creative Healer zu werden: Zunächst erlernten wir die bloße Massage-Technik, dann folgten tief reichende Visualisierungstechniken. Zuletzt fühlten sich unsere Hände – wie durch Magnete geführt – in die richtige Streichung ein. Daher pflege ich gerne zu scherzen: „Stephenson ist unter uns!“

Die Wahrheit ist, dass die Fruchtbarkeitsbehandlung, die ich gelernt hatte, sofort funktionierte und zu Schwangerschaften führte: somit war ich definitiv von dieser Methode überzeugt und glaubte an Creative Healing.

Während ich Creative Healing lernte, arbeitete ich in einer Kinderwunsch-Klinik, die die In-vitro-Fertilisation (IVF) und andere Techniken anbot. Ich litt mit den Paaren, die dort erfolglose IVF-Zyklen erlebten und stellte mir immer wieder die Frage, ob Behandlungen mit Creative Healing die Paare nicht besser bei einer natürlichen Empfängnis und darauf folgenden Geburt unterstützen würden.

Das Schicksal fügte sich, sodass ich Gedanken in die Tat umsetzen konnte: Im Rahmen eines Vortrags vor IVF-Kinderwunschpaaren, zu dem mich das Hammersmith Hospital in London einlud, bat ich eine Freiwillige, die schon mehrere gescheiterte IVF-Zyklen hinter sich hatte, mir Modell zu sitzen und ich zeigte den Anwesenden die Therapeutische Frauen-Massage.
Ein halbes Jahr später erfuhr ich, dass die Frau schon im darauffolgenden

Zyklus schwanger wurde und überglücklich ihr erstes Kind erwartete.
Diese Nachricht erfüllte mich mit tiefer Freude und der Gewissheit, dass Creative Healing wirklich funktioniert!

Seither wurden bemerkenswert viele Mütter mit Hilfe von Creative Healing schwanger und haben Creative Healing-Babys geboren.

Ich bin überglücklich, dass Claudia die Begeisterung für TFM von mir übernommen hat und sie an die nächsten drei Generation von Creative Healern weitergeben wird.

Englisches Original

Claudia's book comes at an opportune time in the current climate of health care where the medical profession is beginning to open its doors to complementary methods. Discerning medical doctors are now willing to take a deeper look as to the reasons why the human body sometimes exhibits sub-optimal function.

Claudia has been the most significant pupil of Creative Healing that I have encountered in that she instantly recognised that there is a natural intelligence in the methods of Creative Healing that Joseph B. Stephenson has taught us.

The treatments themselves are simple hands-on massage moves that can be given with gentleness, elegance and understanding of the underlying anatomy. Every Creative Healer needs to have a mental picture of the organs that they are treating.
The „Creative" part of Creative Healing lies completely in the visualisation of the part of the body or organ that is being treated and the creative healer has the function of visualising the organs or areas treated being healed back to function.

Claudia recognised the fact, that there is a call for new and ground breaking material to be presented to expand the belief system of medical professionals, and she has taken up this challenge.

She has written this excellent book with pictures and clear diagrams presenting creative healing in a clinical format that health practitioners can easily relate to.
As a Heilpraktiker Claudia has an in-depth understanding of the human body, reproductive anatomy and physiology.

She has brought her knowledge and experience of teaching hundreds of practitioners together to compile this excellent illustrative guide outlining the full spectrum of treatments that can restore natural hormonal balance and fertility in women and men.

As the human body is viewed as a whole, fertility and pregnancy is a function of the whole body.
Therefore the book describes how to tone and revitalise the vital organs of the body as well using Creative Healing treatments
It was a blessed day when Claudia came to the Creative Healing classes that I teach in London. Little did I know that she was led to me by Joseph B. Stephenson.
I was taught by the 2nd generation of Creative Healers Patricia and John Bradley who have played a great role in initially inspiring students like me. This makes me a third generation Creative Healer and I can say with certainty that Joseph B. Stephenson is indeed smiling on his Great Great Grand daughter Claudia Pfeiffer!

Joseph B. Stephenson (1887-1956)
The genius gifted talent who brought Creative Healing to this planet taught this work to 5 young people who carried on teaching these highly effective treatments to many eager health professionals.
Stephenson's explanations on how Creative Healing works are based on his gift of being able to visualise the energy channels within the human body. These

energy channels have been described by Yogis and mystics over the millennia. In the realm of psychic awareness there are certain people even today who can „see“ and they are born with this gift of extrasensory perception and Joseph B. Stephenson was one of these gifted people.

Initially when I met Patricia and John in 1989 who were obviously not medical, it was difficult for me as a medical doctor to believe that these treatments work. Thankfully my curiosity prompted me to become a student of creative healing under Patricia and John Bradley from 1990 onwards.
As students we note that there are several stages of developing as a creative healer. First the mere physical technique then adding deeper visualisation skills, and then as if by some magnetic means your hands actually get led into the corrective pathways! I often joke „Stephenson is here!“

The truth is that the fertility treatment that I learnt were instantly effective and produced pregnancies! Yes! I was sold on the method and I became a believer in Creative Healing.

Around the time that I studied Creative Healing, I was attached to an assisted conception clinic where IVF and other techniques were used and I felt compassion for the couples who had failed IVF Cycles and I wondered if Creative Healing treatments could help couples conceive naturally and then go on to give birth to a live baby.

As luck would have it, I could put this to an initial test when I was invited to talk to a large gathering of couples who were undergoing fertility treatments at the Hammersmith Hospital, London. At that meeting I asked for a female volunteer with a history of several failed IVF cycles. A woman volunteered and with her permission demonstrated the Female treatment to the whole group.
6 months later I was notified that she got pregnant at the very next cycle and was happily expecting her first child! This filled me with joy that the Creative Healing method really works!

Since then a significant number of women have conceived and given birth to Creative Healing babies!
I am overjoyed that Claudia has picked up the flame of knowledge from me and will carry the flame for Creative Healing into the next three generations.

Dr. Gowri Motha

Einleitung

Schon seit Jahren wächst in mir der Wunsch, Joseph B. Stephensons Methode des *Creative Healing* mit einem deutschen Buch zu würdigen. Er war derjenige, der *Creative Healing* und die Therapeutische Frauen-Massage als *female treatment* in die Welt gebracht hat. Zu seinem Andenken haben seine Schüler John Hunt und Patricia Bradley einen Super 8 Film mit den einzelnen Sequenzen und Massage-Anwendungen gedreht. Patricia Bradley hat die – wie ich zu sagen pflege – „Bibel" zum *Creative Healing* geschrieben. Meine liebe Gowri stellte mit ihrem medizinischen Sachverstand aus den einzelnen *Creative Healing*-Sequenzen stimmige und sehr effiziente Behandlungsschemata zusammen, die seither fester Bestandteil der komplementären Frauenheilkunde sind.

Ich bin sehr dankbar, dass diese *Creative Healer* sehr nahe an der Original-Vermittlung von Joseph B. Stephensons Erbe geblieben sind und mir damit den Weg geebnet haben, dieses TFM-Buch in die Welt zu bringen: als Handreichung für Therapeutinnen und gleichzeitig als wertvolle Orientierungshilfe für betroffene Frauen, die mit den speziell für sie gekennzeichneten Laiensequenzen Hilfe zur Selbsthilfe erlangen.

Als ich mich zum ersten Mal nach London aufmachte, um von Dr. Motha *Creative Healing* von der Pike auf zu lernen, hatte ich mehr als 1000 Fragen mit im Gepäck. Wieso-weshalb-warum diese nach außen hin so einfache und äußerst sanfte Massagetechnik solche Erfolge hat.
Warum wurden Frauen, die schon so lange vergeblich auf dem Weg zu ihrem Kind waren, unterstützend mit dem Frauen-Schema von *Creative Healing* schwanger?
Wie kann es sein, dass durch eine einfache Drainage und ein paar Handgriffe PMS[1] binnen einer Behandlung verschwindet?
Wieso können Endometriose-Patientinnen bei regelmäßiger Behandlung fast oder sogar ganz auf Schmerzmittel verzichten?
Warum ist eine Myom-Therapie wesentlich effizienter, wenn gleichzeitig die Therapeutische Frauen-Massage zum Einsatz kommt?

[1] Prämenstruelles Syndrom

Gowri hat mir in ihrer geduldigen und liebevollen Art alle *Creative Healing*-Zusammenhänge erklärt – und ich war schon von Beginn ihres Unterrichts absolut davon überzeugt, in meiner Heilpraktikerpraxis, die ich seit 2009 in Saarbrücken führe, viele Frauen damit unterstützen zu können.

Bis dieses Buch jedoch Wirklichkeit werden sollte, vergingen einige Jahre, in denen ich neben meiner Praxis und den zahlreichen TFM-Behandlungen viele eigene Erfahrungen mit der Therapeutischen Frauen-Massage sammeln durfte: viele Jahre, in denen ich immer wieder nach London zu Gowri fuhr, um noch mehr über das *Creative Healing* zu erfahren, sie in ihren Frauen-Behandlungen mit zu unterstützen, von ihr weiterhin zu lernen und mich mit ihr auszutauschen. Denn nur so konnte ein Buch über die TFM tatsächlich die notwendige Substanz und das Wissen vereinen, die ich nun meiner Leserinnenschaft weitergeben möchte.

Seit 2011 bin ich die einzige von Dr. Gowri Motha zertifizierte *Creative Healing*-Lehrerin für den deutschen Sprachraum und bilde in meinen Workshops in Saarbrücken und Freiburg Fachtherapeutinnen aus, die als TFM Praktikerinnen wiederum die Therapeutische Frauen-Massage in ihren Praxen anwenden – damit Stephensons Vermächtnis durch deren fühlende Hände vielen Frauen Gutes tut.

Neben der Beschreibung der einzelnen Schritte soll das Buch das Gedankengut von Joseph B. Stephenson widerspiegeln. Besonders war es mir wichtig, medizinische Krankheits- und Symptombilder in Stephensons Betrachtungsweise zu übersetzen und damit die Leichtigkeit seines Arbeitens darzustellen.

In meiner Praxis erfahre ich täglich, dass Patientinnen ihre Gesundung selbst in die Hand nehmen und Verantwortung dafür tragen möchten. Da sich einige Behandlungsteile der TFM wunderbar anleiten lassen und auch für die Selbstmassage geeignet sind, war es mir ein Anliegen, diese Behandlungseinheiten ansprechend zu bebildern und gut aufzubereiten. Damit ist es gelungen, die Einheiten trotz ihrer Komplexität leicht erklärbar zu machen: die TFM kann nun vielen Frauen weiterhelfen und deren Bedürfnissen entsprechen.

Die Methode

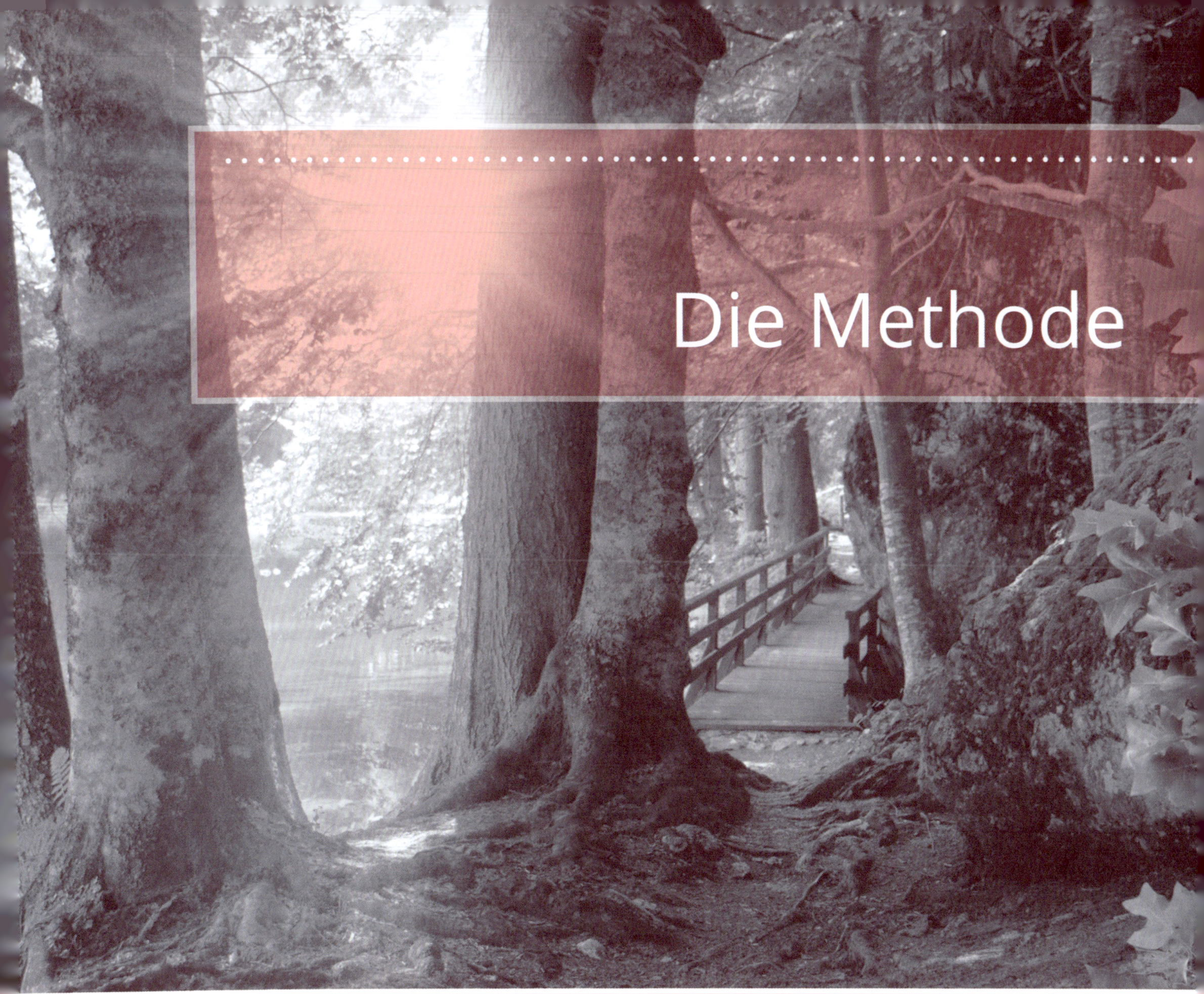

„The circle of truth and light – The light that never fails."

~ Joseph B. Stephenson

Joseph B. Stephenson – Begründer von Creative Healing

„The circle of truth and light – The light that never fails." – „Der Kreis aus Wahrheit und Licht – das Licht, auf das Verlass ist" – Dieses Motto hat Joseph B. Stephenson, Urvater und Begründer von *Creative Healing*, in seiner Heilarbeit begleitet.

Er erblickt 1874 in Newcastle-upon-Tyne (England) das Licht der Welt.

Bereits als Kind besitzt er ein sehr reges Interesse daran, anderen zu helfen und beschäftigt sich mit den Vorgängen im menschlichen Körper, um zu heilen. Schon im Alter von fünf Jahren behandelt er seinen Vater erfolgreich, als dieser an Ischiasschmerzen leidet. Als Zwölfjähriger beginnt er als Bergarbeiter in einer Kohlenmine zu arbeiten.
Mit 36 Jahren wandert er schließlich in die Vereinigten Staaten aus, wo er schnell zum Vorarbeiter aufsteigt und gleichzeitig in seiner Freizeit mit seiner *Creative Healing*-Methode Bekannte und Freunde in seinem Privathaus in Pennsylvania behandelt.
Im Alter von 49 Jahren widmet er sich ausschließlich seiner heilenden Tätigkeit.

Da der Begründer des *Creative Healing* kein Mediziner ist und dennoch unzähligen Menschen in seinem Umfeld durch seine außergewöhnliche Arbeit helfen kann, wird er wegen seiner heilerischen Tätigkeit und deren Betreiben ohne Arztschein sogar verhaftet und eingesperrt. Das Verfahren wird jedoch wegen der hohen Erfolgsrate seiner Behandlungen eingestellt.

Um 1929 beginnt Stephenson, auch andere in *Creative Healing* zu unterrichten und sein Wissen weiterzugeben, womit sich seine Methode nach und nach verbreitet. Von Anfang an ist es ihm ein Anliegen, dass seine Methode des *Creative Healing* auch von Laien erlernt werden kann, damit bei Bedarf jedermann schnell Abhilfe für Symptome zur Hand hat und um jederzeit Hilfe zur Selbsthilfe möglich zu machen.

1956 stirbt Stephenson in Kalifornien.

Joseph B. Stephenson entwickelt seine ureigenen Vorstellungen vom menschlichen Körper, die ihm für körperliche Zusammenhänge und Beschwerden logisch erscheinen; diese Erklärungen mögen uns mit unserem heutigen medizinischen Sachverstand seltsam erscheinen und uns auch teilweise schmunzeln lassen – und dennoch: seine Methode „funktioniert" erstaunlich gut.

Joseph B. Stephenson wird in verschiedenen Quellen als Mensch mit besonderen Fähigkeiten beschrieben: Er blickt in den Menschen hinein, kann den Körper seines Gegenübers transparent wahrnehmen und sich so einen schnellen Überblick über dessen Zustand verschaffen. Mit dieser Fähigkeit behandeln er und sein Schüler John Hunt bis zu 80 Menschen täglich. Hunt, der sich teilweise wortwörtlich an die Anweisungen seines Lehrmeisters erinnern kann, und dessen Schülern, wie Patricia Bradley, ist es zu verdanken, dass die Stephenson-Technik zu Papier gebracht wurde und bis in die heutige Zeit gelehrt wird, damit die sanften Massage-Behandlungen heute vielen Menschen zu Gute kommen.

Jedem *Creative Healer* ist es ein wichtiges Anliegen, die Handhaltung für die einzelnen Massage-Einheiten korrekt und genauso, wie sie von Joseph B. Stephenson vermittelt wurden, durchzuführen. Gleichzeitig können durch Visualisieren der darunterliegenden Strukturen diese tiefgreifend positiv beeinflusst werden.

Beschreibt man die ganzheitliche Massagetechnik von Joseph B. Stephenson näher und mit heutzutage gängigen Methoden, so tauchen Elemente auf aus Lymphdrainage, Entspannung, Entgiftung, Arbeit an Reflexzonen und Triggerpunkten, Akupressur, strukturellem Arbeiten, Hormon-Balance und Heilarbeit. All dies zusammen ergibt die Methode des *Creative Healing*.

Weltweit binden Ärzte, Heilpraktiker, Hebammen und andere Massage-Therapeuten *Creative Healing* in ihre Behandlungskonzepte mit ein. Der Ärztin Dr. Gowri Motha ist es zu verdanken, dass aus *Creative Healing* ein tragfähiges und effizientes Behandlungssystem mit einer Vielzahl von bewährten Behandlungs-Einheiten für die unterschiedlichsten Symptome und Krankheiten wurde.

Dr. Gowri Motha, Gynäkologin & Geburtshelferin und Masterausbilderin für Creative Healing

Der in Sri Lanka geborenen Gowri Motha legt ihr Vater den Beruf bereits in die Wiege und nimmt sie schon in ihrer frühen Kindheit regelmäßig in seine Arztpraxis mit.
1977 macht Dr. Motha ihren Abschluss in Medizin am St. John's Medical College in Bangalore (Südindien) und absolviert dann in Indien ihre dreijährige Facharztausbildung in Geburtshilfe und Chirurgie.

Seit 1981 arbeitet sie in England im Bereich Gynäkologie und Geburtshilfe und gründet mit einigen Kollegen die erste gynäkologische Abteilung für künstliche Befruchtung in London. Ihr ist es ein persönliches Anliegen, neue und die Schulmedizin begleitende Therapien in ihr Schaffen mit einzubringen, so auch Fußreflexzonenmassage, Selbsthypnose, Craniosacraltherapie, Reiki, Bowen Therapie und natürlich *Creative Healing*.

Mit der Stephenson-Methode kommt Dr. Motha in den achtziger Jahren in Berührung. Sie lässt sich unter anderem von Patricia und John Bradley sowie der U.S. amerikanischen *Creative Healing* Mastertrainerin Rebecca (Becky) Jackson zur Mastertrainerin für Europa ausbilden.

Seither vermittelt Dr. Motha *Creative Healing* authentisch und schnörkellos an ihre Therapeutinnen – ganz im Sinne von Joseph B. Stephenson, dessen Geist in Form seines „Portrait-Fotos" in ihren Schulungsräumen in London immer präsent ist.

Dr. Motha und ihr Team wenden seit Jahrzehnten ein besonderes Behandlungsschema der TFM als *Fertility Massage* mit großem Erfolg bei ihren Kinderwunsch-Patientinnen an und machen die fruchtbarkeitssteigernden Behandlungseinheiten weit über die Grenzen Englands bekannt.
Allerdings spannt Dr. Motha den Bogen der Stephenson-Technik noch weiter. Seit 1987 arbeitete sie sowohl in der Privatklinik Viveka in St. John's Wood als auch in ihrem Jeyarani Birth Center in South Woodford mit ihrer speziell für

werdende Mütter konzipierten *Gentle Birth Method:* damit bereitet sie Schwangere ganzheitlich optimal auf die Geburt vor und begleitet sie darüber hinaus auch in der Zeit danach.

Die Therapeutische Frauen-Massage im Gefüge der Stephenson-Technik des Creative Healing

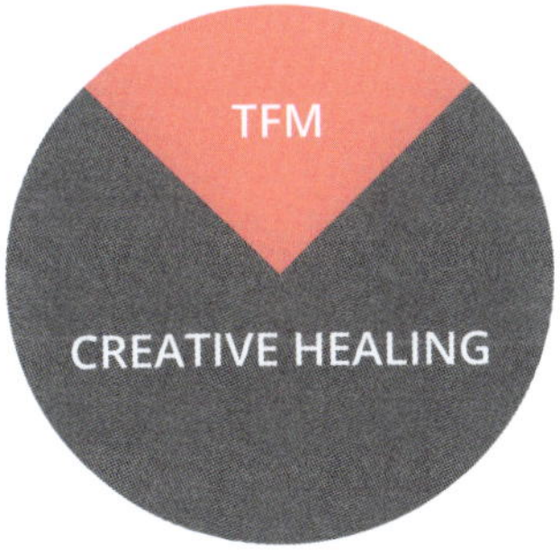

Creative Healing bildet das Herzstück meiner eigenen heilpraktischen Tätigkeit. Die gesamte Stephenson-Technik mit ihren teilweise recht komplexen Behandlungsschemata aufzuführen, würde den Rahmen dieses Buches sprengen; daher stelle ich diejenigen Teile der Stephenson-Technik vor, mit denen ich in meiner Naturheilpraxis im Bereich Frauenheilkunde seit Jahren erfolgreich arbeite.

Im deutschsprachigen Raum hat sich die *Creative Healing*-Methode auch dank „meiner" lieben und fähigen Therapeutinnen, die sich bei mir in speziellen Therapeutinnen-Kursen weiterbilden – bei den Patientinnen als Therapeutische Frauen-Massage oder TFM etabliert.
Mit der Therapeutischen Frauen-Massage begleiten wir Frauen rund um ihre weiblichen Themen, ihre Rhythmen, deren Veränderungen während der einzelnen Lebensabschnitte: weiblicher Zyklus und Menstruation, Kinderwunsch, Schwangerschaft und Wechseljahre.

Das Ziel, das hormonelle Gleichgewicht (wieder) herzustellen und damit körperliche Beschwerden und auftretende Symptome zu lindern, steht dabei im Vordergrund.

Neben dem Einsatz der TFM zur Begleitung bei Kinderwunsch und zur Betreuung während der Schwangerschaft bessern sich dadurch auch chronische Beschwerden wie zum Beispiel Endometriose, Myome oder hormonbedingte

Migräne. Der Übergang ins Klimakterium kann sanft mitbegleitet werden und bis ins hohe Frauen-Alter wirken die Behandlungen Senkungsbeschwerden entgegen und nähren Körper, Geist und Seele durch die sanften Berührungen.

Was mich persönlich an *Creative Healing* immer wieder von Neuem beeindruckt ist neben der manuellen Arbeit die energetische Ebene, die wir über die Visualisierungen und über die Reflexzonen-Arbeit ansprechen. So wird das ganze Körper-Geist-Seele-Erleben beleuchtet und wieder ins Gleichgewicht geführt.

Patientinnen-Stimme
„Zu dem Zeitpunkt, zu dem ich mich zu einer komplementären Behandlung für die Kinderwunsch-Zeit entschloss, hatte ich bereits 5 erfolglose künstliche Befruchtungen hinter mir. Nach dem großen Stress mit den künstlichen Hormonen war jede TFM für mich und meinen Körper eine Wohltat. Frau Pfeiffer leitete mir die Behandlung der Eierstöcke als Hausaufgabe an. Nachdem ich einige Abende meine Eierstöcke gekreiselt hatte, kam mir plötzlich eine Idee: Ich habe mir meine Eierstöcke mit schönen kuscheligen Flaumfederchen ausgepolstert, damit die Follikel auch flauschig und bequem heranreifen können."

Ganz im Sinne von Joseph B. Stephenson setze ich einen Heilimpuls, indem ich Hand in Hand mit meinen Patientinnen individuelle Bilder entwickle.
Die persönlichen Visualisierungen können – in Kombination mit speziell für Laien angeleiteten Massage-Teilen aus dem *Creative Healing* von der Patientin zuhause wiederholt, erweitert und vertieft werden.

Einige Massage-Griffe der TFM können im Rahmen eines Massage-Coachings von einer fachkundigen Therapeutin[1] an interessierte Laien vermittelt werden. Auch dies entspricht dem Wunsch von Joseph B. Stephenson, der das Wissen um seine Methode am liebsten jeder Familie geschenkt hätte.

[1] Eine entsprechende Liste findest Du im Ressourcen-Teil (S. 173) des Buches sowie unter http://www.therapeutischefrauenmassage.de .

Joseph B. Stephensons eigene Sprache und die vier Grundprinzipien der TFM

Joseph B. Stephenson war, wie schon eingangs erwähnt, kein Mediziner. So ist es nicht verwunderlich, dass er sich seiner ganz eigenen Bildsprache bedient, was die Darstellung der Körper-Physiologie betrifft.

Der Begriff der Life Force

Stephenson spricht von *Life Force*, was auf Deutsch übersetzt „Lebenskraft“ bedeutet. Dieser Begriff steht bei ihm stellvertretend für alle nachvollziehbaren Vorgänge des Körpers: für das Strömen des Blutes, den Lymphfluss, das Fließen des Atems und die Reizleitung des Nervensystems. Des Weiteren nutzt er diesen Begriff auch für nicht direkt greifbare und darstellbare Vorgänge wie die Energieflüsse, die Rückkehr von Spannkraft und gesunder Körperspannung sowie für alle anderen im Körper wirkenden Kräfte.

Die vier Grundprinzipien des Creative Healing und der TFM

1. Bringe den Körper auf eine gleichmäßige Temperatur.
2. Öffne Drainage-Kanäle.
3. Löse Kongestionen.
4. Reponiere Gewebe, Strukturen und Organe.

Wenn wir bei den Behandlungen mit der Therapeutischen Frauen-Massage diese vier von Joseph B. Stephenson aufgestellten Prinzipien beachten, können wir durch die sanfte Massage den Körper in seine Balance bringen.

I. PRINZIP Das Prinzip der gleichmäßigen Körpertemperatur

Ziel des ersten Prinzips ist es, den Körper als Ganzes auf eine gleichmäßige, gesunde Temperatur zu bringen.

Stephenson war der Auffassung, dass nur in einem gleichmäßig und homogen temperierten Körper die *Life Force* frei und ohne Blockaden fließen kann. Blockaden im Gewebe, die die *Life Force* an einem freien Fließen hindern und stauen, können mit dem Handrücken als wärmerer Bereich oder als Hitze ertastet werden.
Fehlt Energie im Körper, äußert sich dieser Mangel als kühleres Hautareal.

Da sich die Temperaturunterschiede im Gewebe so verlässlich erfassen lassen, sollte jede Behandlung mit einem Temperatur-Check beginnen, und auch während des Massierens regelmäßig in den Behandlungsablauf integriert werden, um gegebenenfalls die Temperatur sofort auszugleichen.

Es gibt verschiedene Möglichkeiten, um Gewebe und Strukturen zu kühlen. Das *Cooling* dient gleichzeitig auch dem „Abfließen lassen" von Schmerzen und überschüssiger Energie.

Entweder arbeitest Du mit einer großen Menge Olivenöl und schnellen Streichungen oder mit berührungsfreiem *Cupping*.
Beim *Cupping* legst Du alle Finger aneinander, wodurch eine Hohlhand entsteht.
Als wolltest Du mit dieser entstandenen Mulde der Handinnenfläche Wasser schöpfen, schöpfst Du nun berührungsfrei die Hitze aus dem Gewebe, indem Du abwechselnd die linke und rechte Hand über dem Areal schweben lässt und eine langsame Schöpfbewegung in die Richtung des kühleren Gewebes machst.

Wir arbeiten mit der Körperenergie unseres Gegenübers. Es handelt sich beim *Cupping* um ein Verteilen der sich an einer Stelle angestauten Energie im Körper.

Anwendung des *Cooling*-Griffs:

- überall dort, wo sich durch die Massage Hitze im Gewebe angesammelt hat
- bei gerötetem Gewebe (z. B. nach der Schilddrüsenbehandlung, S. 81)
- bei allgemeiner Schmerzsymptomatik, um nebst dem Zuviel an Energie den Schmerz abzuleiten
- begleitend über entzündlichem Geschehen, um die Hitze aus dem Gewebe abzuleiten:
  - bei beginnender Mastitis direkt über der schmerzenden Stelle
  - bei einer Zystitis über der Symphyse
- bei Druckkopfschmerz
- bei Myomen
- begleitend bei Durchfall-Erkrankungen und Bauchkrämpfen
- bei Reizdarmsyndrom
- als berührungsfreie Hilfe bei Verbrennungen und Sonnenbrand

In allen anderen Fällen von Entzündung wird nicht direkt auf der Haut behandelt! Wir beschränken unsere Aktivität ausschließlich auf die Anwendung des I. Prinzips!

Patientinnen-Stimme

„Schon bei der Grund-Behandlung mit ihren sanften Streichungen haben meine Schultern zu glühen begonnen. Zuerst war es für mich unglaublich, denn diese berührungsfreien und von der Frequenz her recht langsam durchgeführten Schöpfbewegungen haben tatsächlich geholfen, dass meine Schultern nicht mehr so überhitzt waren; außerdem hat mich Frau Pfeiffer gefragt, welche und vor allem wessen Last ich denn auf den Schultern tragen würde und wir haben die „Pakete" gemeinsam an den Absender zurückgegeben."

Durch einfaches Halten eines zu kühl erscheinenden Körper-Areales kannst Du die darunter liegenden Gewebestrukturen mit Deinen Händen erwärmen.

Einsatz findet das Wärmen von Geweben zum Beispiel
- bei übermäßiger Kälte im kleinen Becken
- über der Nierenzone
- physiologisch über den Zonen mit höherem Fettgewebe-Anteil (z. B. an den Flanken)

➔ Du wirst über den Verlauf einiger Massage-Einheiten wahrnehmen können, dass sich die Temperaturen der Gewebe angleichen und damit harmonisieren.

II. PRINZIP — Das Prinzip der Drainage

Durch gleichförmige Massage-Streichungen werden im Körper Drainage-Kanäle geöffnet, über die Stoffwechselschlacken via Lymphe abtransportiert werden, damit die *Life Force* wieder fließen kann.

Diese Drainage-Kanäle entsprechen nicht zwangsläufig den physiologischen Gegebenheiten.

Dieses Prinzip kommt zum Einsatz bei:
- Lymphfluss-Störungen
- Hydrosalpinx[1]
- Schmerzen

[1] Eileiterverschluss durch Stauung von Sekret im Eileiter

III. PRINZIP — Das Prinzip des homogenen Gewebes

Kongestionen[1] werden durch sanftes Kreisen der Fingerspitzen aus den Geweben gelöst und nach dem II. Prinzip über die zuvor geöffneten Drainage-Kanäle zum Abfließen gebracht.

Die sanften Kreiselungen werden überall dort eingesetzt, wo es zu einer Verdichtung von Gewebsstrukturen kommt, so also auch bei:

- übersäuerten Geweben
- Verspannungen
- Bindegewebsschwäche
- Myogelosen[2]
- Endometriose
- Myomen
- bei Schwellungen / Ödemen

IV. PRINZIP — Das Prinzip der (Neu-) Ausrichtung

Mit diesem letzten Prinzip bezeichnet Stephenson eine sanfte, aber konsequente Reponierung / Neu-Ausrichtung von Geweben, inneren Strukturen wie Nerven oder sogar Organen wie zum Beispiel der Harnblase oder Gebärmutter.

Bei den folgenden Beschwerden wird nach dem IV. Prinzip gearbeitet:

- Ischialgien
- Hämorrhoidalleiden
- Senkungsbeschwerden (Harnblase, Gebärmutter)

[1] Das Wort Kongestion kommt von lat. congerere, was übersetzt „anhäufen" bedeutet; es handelt sich um eine „Fülle", ein Zuviel im Gewebe. [2] Muskelverhärtungen

Das „Kreative" an Joseph B. Stephensons Technik des Creative Healing

Die korrekt angewandten Massage-Griffe „funktionieren" auch ohne Deine Vorstellungskraft; allerdings ist in Kombination mit einem besonderen Fokus auf Visualisierung Dein Arbeiten tiefgründiger und Du wirst mit Deiner Patientin einen besseren Heilungseffekt erzielen.

Das von Stephenson ins Leben gerufene *Creative Healing* ist nicht „nur" Massage.
Handgriffe und Bewegungen sind klar definiert und werden nicht wahllos eingesetzt. Einen maßgeblichen Unterschied zu einer normalen Massage macht die Absicht, mit der wir uns unserem Gegenüber beim Arbeiten widmen:

Neben den vier Grundprinzipien gibt es noch weitere Leitsätze zum Arbeiten mit TFM, darunter vor allem die Visualisierungen als kreativen Anteil beim Arbeiten mit *Creative Healing* und der Therapeutischen Frauen-Massage.

Wie Du kraftvolle Bilder zur Visualisierung entwickelst

Beim Arbeiten mit *Creative Healing* handelt es sich weder um *Channeling* von Licht oder Energie noch um deren Übertragung auf Deine Patientin. Als TFM-Therapeutin setzt Du durch dein Arbeiten Heilimpulse.
Hierbei arbeitest Du mit der Körperenergie deiner Patientin und löst Blockaden, damit ihre Energie, ihre *Life Force*, wieder frei fließen kann.

Beim Arbeiten mit *Creative Healing* wirst Du zwei Arten von Bildern kennenlernen:
Zum einen arbeitest Du über Deine Vorstellungskraft an der Struktur, die Du gerade massierst; zum anderen geht es darum, gemeinsam mit deiner Patientin eine für sie kraftvolle Visualisierung zu entwickeln und dich mit ihr auf die Reise in ihr Inneres zu begeben.

Zur Schulung deiner Vorstellungskraft findest Du im Folgenden unter den einzelnen Massageschritten einen Visualisierungsvorschlag.

Im Verlauf deiner Erfahrungen mit dieser ganzheitlichen Massage wirst Du allmählich ganz intuitiv eigene, individuelle Ideen entwickeln, die dein Arbeiten prägen und vervollkommnen.

Sei beim Einsatz deiner Vorstellungskraft klar und gleichzeitig kreativ.

Kläre und befreie vor Beginn der Massage-Sitzung deine Gedanken von den Geschehnissen deines Alltags und zentriere dich.

Sei stets präsent und beginne die Massageeinheit unter der Prämisse, deiner Patientin mithilfe der sanften Streichungen beim Klären ihres Themas behilflich zu sein. Trete ihr hierfür empathisch gegenüber, nimm einfach wahr, ohne dabei zu werten.

Sei auch während der Massage-Einheit achtsam und mit den Gedanken ganz bei deiner Patientin. Gehe dabei in die Kommunikation mit den Geweben und Strukturen, die Du gerade unter deinen Händen wahrnimmst und spürst.

Mit jedem einzelnen Massage-Griff kannst Du die Veränderungen der Gewebsstrukturen, die sich beim Anwenden der vier Grundprinzipien vollziehen, wahrnehmen: wie sich durch dein fokussiertes Arbeiten die Temperatur ausbalanciert, sich Kongestionen lösen, sich Drainage-Kanäle öffnen und die *Life Force* wieder zu fließen beginnt, sich Energiebahnen zentrieren, Gewebe und Organe in Harmonie gebracht werden.

Hab Vertrauen in die Fähigkeit des Körpers. Durch deine Impulse und das achtsame Lösen der vorhandenen Blockaden wird er in die Selbstheilung gehen.

Mit zunehmender Massage-Erfahrung wirst Du die direkten Reaktionen deiner Patientin immer bewusster wahrnehmen lernen. Äußere Zeichen für die Blockaden-Lösung können neben dem schon erwähnten Fließen von Tränen auch tiefe Atemzüge oder Gähnen sein.

Sollte sich die Haut deiner Patientin plötzlich kühl und feucht anfühlen, höre auf zu massieren. Hier reagiert das Vegetativum (zu) heftig auf die Lösung der Blockaden. Vereinbare einen neuen Termin zu einem späteren Zeitpunkt und gib so deiner Patientin die Möglichkeit, dass sich die *Life Force* für einige Tage an ihren wieder hergestellten Fluss gewöhnen kann.

Was die Länge der einzelnen Behandlungs-Schritte anbelangt, verlasse dich auf deine Intuition. Dein Bauchgefühl wird dich leiten, auf welchen Körperstellen deine Hände länger verweilen sollten und wann Du dieser Stelle genügend Aufmerksamkeit geschenkt hast.

Achte nicht nur auf die Temperatur, sondern auch auf die Gewebsdichte und auf empfindlichere Stellen. Statt die Massage-Griffe mit Routine auszuführen, nimm die „Bedürftigkeit des Gewebes" wahr: Wie lange möchte es bearbeitet werden und welche individuelle Druckintensität tut ihm gut?

Mit der Zeit wirst Du Bilder entwickeln. Vielleicht findet auch ein bestimmter Gedanke, ein Wortbild oder ein Satz während des Massierens den Weg in dein Bewusstsein, möglicherweise kannst Du auch eine bestimmte Farbe vor deinem inneren Auge wahrnehmen.

Lass dich auch hier von deiner Intuition leiten und frage deine Patientin, welches Gefühl in ihr gerade an die Oberfläche kommt und schenke ihr die notwendige Zeit mit ihren Gefühlen in Kontakt zu treten.

Aus der Bildsprache kannst Du gemeinsam mit deiner Patientin eine kraftvolle und stimmige Visualisierung entwickeln, die gleichzeitig in deren Alltag als Rettungsanker genutzt und zuhause von ihr selbst wiederholt werden kann.

Durch diese Reise ins Innere und die damit verbundene Entspannung sowie das Nutzen der Kraft positiver innerer Bilder, kannst Du ihre Aufmerksamkeit auf heilende und nährende Impulse lenken – und somit einen hilfreichen Schritt in Richtung Genesung anbieten.

Blockadenlösung

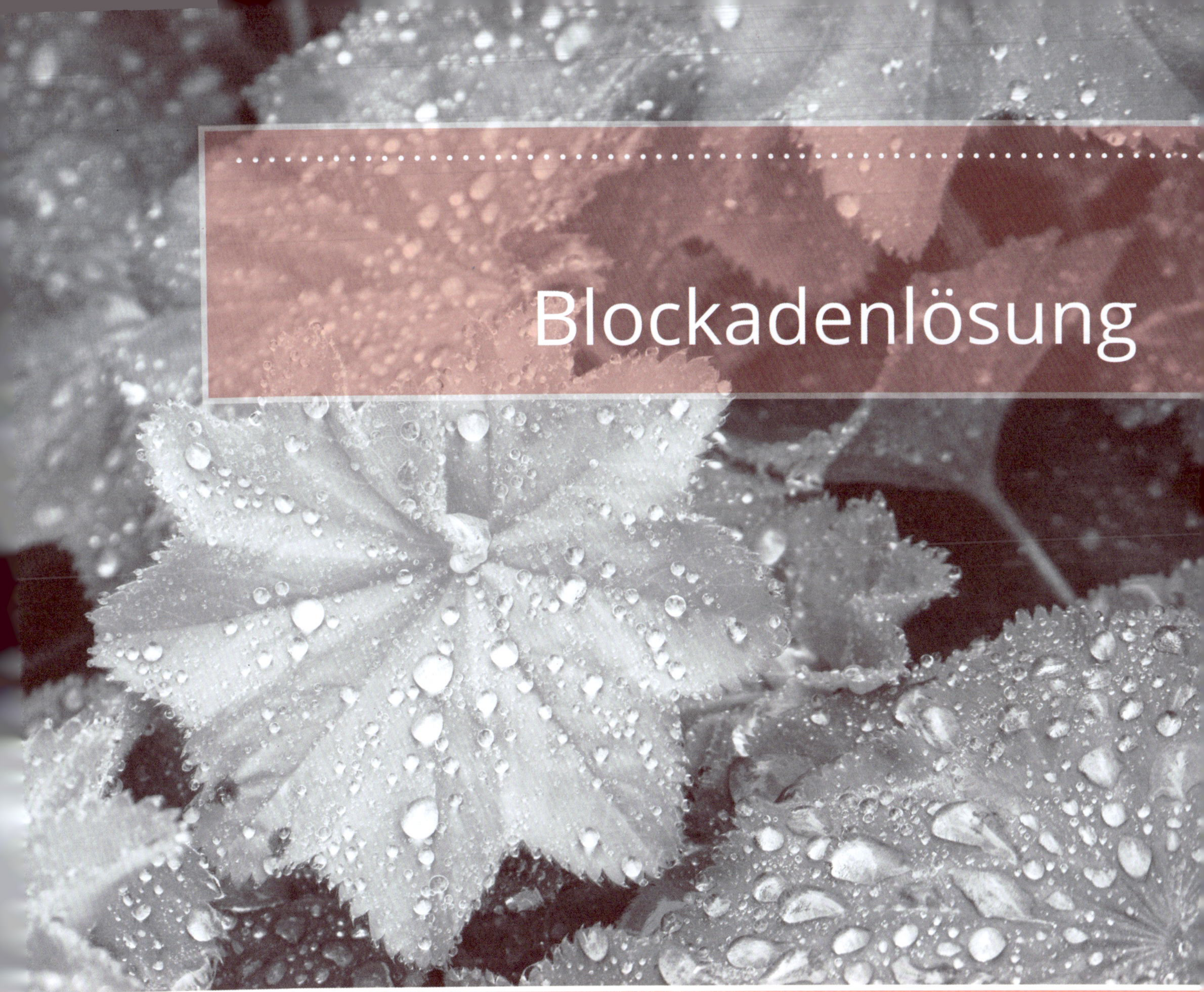

„Falle Träne, falle zur Erde.
Am Ende glittest Du sonst nach innen,
ins Dunkle und müsstest ein Leben lang rinnen
im kreisenden Blut.

Du musst nicht warten und sparen.
So viele sehnen sich noch zur Erde,
so viele Tränen.
Lass sie heim…“

~ Ruth Cohn

Es ist mir ein wichtiges Anliegen im Zusammenhang mit der *Life Force* und der Blockadenlösung auch auf das Thema „Tränen“ und auf den wichtigen Aspekt des Umgangs mit Trauer und möglicherweise auch Traumata einzugehen:

Durch das Arbeiten mit den vier Grundprinzipien (⇢ S. 23) können sich bei der Patientin ganz sanft Blockaden auf allen Ebenen aus den Geweben lösen. So kann auch die *Life Force* wieder frei fließen.
Oft fließen dabei auch gleichzeitig Tränen – und mit ihnen kann deine Patientin den lange im Gewebe gespeicherten Stress loslassen.
Es handelt sich hierbei um lösende Tränen, um Tränen, die so schnell aufsteigen, wie sie wieder versiegen. Es sind Tränen der Erleichterung.

➔ Für diese Blockaden, die wir nach dem II. Prinzip durch die sanften Streichungen und kreisenden Bewegungen aus den Geweben lösen, braucht es nicht zwangsläufig weitere Nacharbeit: wir können sie einfach abfließen lassen.

Wenn sich Emotionen lösen, halte einfach mit deiner Arbeit inne, reiche deiner Patientin ein Taschentuch und sei ganz bei ihr und ihrem „Verabschieden und Loslassen“. Es ist wichtig, dass ihr euch anschaut, ohne aber die Situation groß zu zerreden. Falls es die Situation ergibt, kannst Du ihr gegebenenfalls raten, jede Träne wie eine langjährige Begleiterin zu begrüßen und dann dankbar gehen zu lassen.

Sollte deine Patientin nach dem Nachruhen das für die Tränen verantwortliche Thema noch einmal ganz bewusst ansprechen, kannst Du ihr mittels einer geeigneten gesprächs- oder gestalttherapeutischen Methode behilflich sein, den belastenden Sachverhalt zu thematisieren oder sie an eine psychologisch versierte Kollegin verweisen.

Achtsam und vorbereitet solltest Du sein, wenn das vegetative Nervensystem deiner Patientin wie folgt reagiert:

- Du kannst wahrnehmen, dass die Haut des Areals, über dem Du gerade arbeitest, feucht wird.

- Deine Patientin vermeldet plötzlich einen Schwindel oder Druck im Kopf.

  Halte mit deiner Massage inne und arbeite nach dem I. Prinzip , indem Du die angestaute *Life Force* nach unten bringst.

- Die Tränen verwandeln sich in Schluchzen.

  In diesem Fall forderst Du die Patientin auf, dir in die Augen zu schauen und die Geräusche der Umgebung bewusst wahrzunehmen. Du kannst ihr auch ein ätherisches Zitrusöl zum Riechen geben.

  ➔ Diese Option kam bisher in der TFM-Praxis noch nicht vor, da wir direkt bei ersten Anzeichen achtsam reagieren.

Olivenöl als Massage- und Gleitmittel

Schon Joseph B. Stephenson benutzte pures Olivenöl zur Durchführung seiner Massagen, da er von der Wirkung und den positiven Eigenschaften dieses Öls überzeugt war.
Das Olivenöl diente in seiner Vorstellung des Weiteren dem Zweck eines „flüssigen Handschuhs“. Zu seiner Zeit gab es noch keinen hygienischen Schutz und so sah er das Öl als Trennschicht zwischen ihm und seinem Gegenüber.

Auch Dr. Motha sagt, dass Olivenöl ein „großer, flüssiger Schatz" ist und massiert in ihrer Klinik mit Olivenöl, dem sie manchmal zu verschiedenen Zwecken auch ätherische Öle beigibt.

➔ Wenn Du auf die Beduftung deines Massageöls Wert legst, solltest Du hochwertige ätherische Öle in Bioqualität verwenden.

Beim Einsatz von Aromatherapie muss diese unbedingt für das ausgewählte Beschwerdebild geeignet sein. Weise Deine Patientin unbedingt auf mögliche Allergien hin und achte darauf, dass die gewählten Düfte deiner Patientin auch behagen. Andere Therapeutinnen benutzen ein schneller einziehendes sogenanntes „Trockenöl" auf Olivenölbasis oder hautverträgliches Mandel- oder Jojobaöl.

Generell sind bei der Auswahl des fetten Öls Bioqualität und Kaltpressung wichtig, da naturreine Basisöle besonders hautverträglich sind. Von Ölen auf Paraffinbasis solltest Du zum Wohle deiner Patientinnen Abstand nehmen, denn die aus Erdöl gewonnenen Paraffine behindern die natürlichen Regulationsmechanismen unserer Haut und können sich sowohl in der Leber als auch in den Nieren und den Lymphknoten anreichern.

In seltenen Fällen berichtet deine Patientin nach der Massage möglicherweise von Hautjucken: hierbei handelt es sich meist um eine Entgiftungsreaktion des Körpers. Die Haut als unser größtes Entgiftungsorgan kann schon durch sanfte Lympharbeit, wie sie in der TFM angewendet wird, stark entgiften.

Für den jeweiligen Massage-Schritt solltest Du stets nur so viel Öl wie nötig verwenden und das Öl vor dem Auftragen auf die Haut in deiner Handfläche kurz anwärmen.

Den zu behandelnden Bereich überziehst Du mit einem dünnen Ölfilm. Ein vorheriges Anwärmen von Olivenöl im Wasserbad ist nicht empfehlenswert: das Öl wird so sehr schnell ranzig und die Wärme zerstört die wertvollen Inhaltsstoffe.

Massagevorbereitung

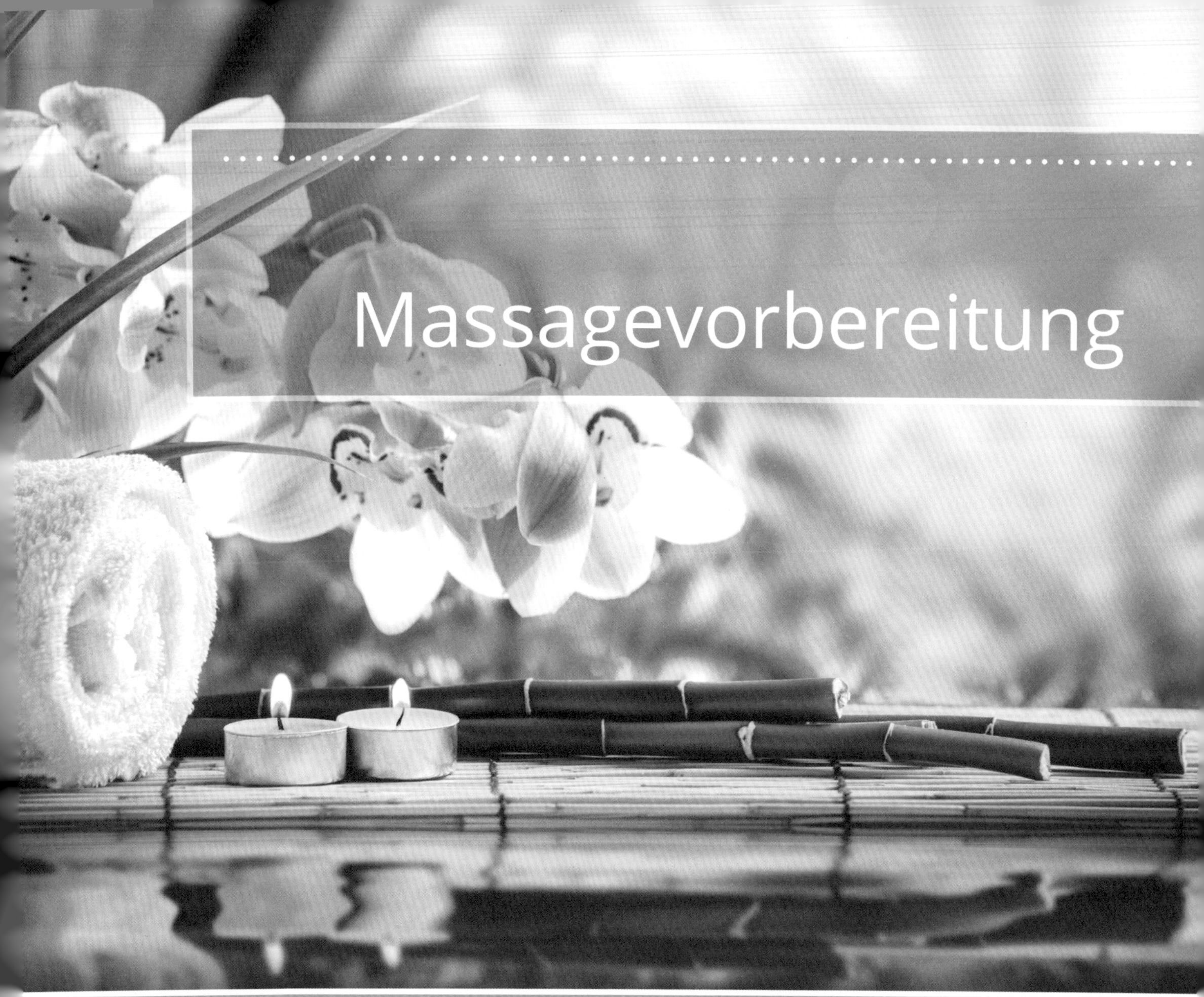

„Tu deinem Leib etwas Gutes,
damit deine Seele Lust hat, darin zu wohnen.“

~ Teresa von Ávila

Grundausstattung für die TFM

Zur Durchführung der TFM-Behandlung werden einige wenige „Utensilien“ benötigt, die Du in jedem Haushalt finden kannst; so ist es dir auch während eines Hausbesuchs oder zuhause möglich, ohne größeren Aufwand zu massieren.

- ein großes Badelaken oder Hammam-Tuch
- ein bis zwei kleine Handtücher als Auflage auf der Sitzfläche und zur Abdeckung der Körperteile, die gerade nicht massiert werden
- dein Massage-Öl, am besten in einer Pumpflasche
- eine Digitaluhr mit Sekundenanzeige, da einige der Massageeinheiten der Einhaltung einer genauen Zeitangabe bedürfen

Für die Massage im Sitzen

- zur Durchführung der Rückenbehandlung sowie der Schilddrüsen-Behandlung zwei gleich hohe Hocker mit gerader, harter Sitzfläche

Für die Massage in Rückenlage

- eine Massagebank
  Du kannst diese gerne mit bequemen Kissen ausstatten, damit die Bauchmassage so bequem und entspannt wie möglich für deine Patientin ist.
- eine Knierolle oder alternativ eine Decke oder ein längliches Kissen, welches Du zu einer Knierolle umfunktionieren kannst
- eine leichte, weiche Decke, damit deine Patientin bei den Teilen, die im Liegen durchgeführt werden, nicht auskühlt

➔ Eine Massage am Boden ist zwar denkbar, beansprucht aber deinen Rücken stärker, da Du in diesem Fall nicht aus deiner Körpermechanik heraus arbeiten kannst.

Wann (nicht) massiert werden sollte

Seit jeher gilt Massage als wohltuende Therapie für Körper, Geist und Seele. Sie fördert die Gesundheit, gibt notwendige Heilimpulse und regt die Selbstheilungskräfte des Körpers an. Durchblutung, Lymphfluss und Entgiftung, Stoffwechsel und Kreislauf werden durch Massagen gesteigert. Verspannungen und Blockaden lösen sich, Gelenke werden beweglicher, die Verdauung wird verbessert, Probleme im Bereich der Atemwege gelindert.
Massage stimuliert die Ausschüttung von Endorphinen, unseren körpereigenen Glückshormonen. Die sanften Berührungen führen gleichzeitig zur Bildung von Oxytocin, dem sogenannten Bindungs- und Kuschelhormon. Oxytocin senkt den Blutdruck und den Kortisolspiegel, indem es auf die HPA-Achse[1] (Stressachse) wirkt. Daher ist Massage entspannend und wirksam gegen Stress und seine Folgen.

Die TFM gibt durch die Mitbehandlung des Bauches mit ihren sanften Auf- und Seitwärts-Streichungen eine ganz besondere – und in vielen Massagetherapierichtungen vernachlässigte – Qualität der Innenschau, Zentrierung und der Bündelung der Kräfte auf unsere Essenz.

Beim Massieren sollten stets dein eigenes Wohlbefinden und das deiner Patientin als oberste Maxime gelten.

[1] Hypothalamus-Hypophysen-Nebennierenrinden-Achse, wobei das A für engl. *adrenal gland* steht

Der generelle Einsatz von Massage

- zur Entstauung und zur Anregung der Lymphe, z. B. bei schweren Beinen
- zur sanften Entgiftung des Körpers
- zur Schmerzlinderung
- zur allgemeinen Entspannung
- zum Stressabbau und zur Stimmungsaufhellung
- bei Schlafstörungen
- bei Kopfschmerz
- bei Verspannungen und Muskelschmerzen durch Überanstrengung
- bei Überarbeitung und Erschöpfung
- zur Regulation der Energieströme im Körper
- zur Pflege und Stärkung der Haut
- bei Verstopfung

Wann sollte nicht massiert werden

- „Ein voller Bauch massiert nicht gern!" – Beginne daher frühestens eine Stunde nach Nahrungsaufnahme mit der Massage und lege auch deine Termine für die Massage dem weiblichen Zyklus entsprechend – insbesondere, wenn am Bauch massiert wird.
- bei starker Schmerzsymptomatik, die noch nicht schulmedizinisch durch ein bildgebendes Verfahren abgeklärt wurde; starke Schmerzen können zum Beispiel auf einen frischen Bandscheibenvorfall oder eine Metastasierung hindeuten.
- bei allgemeiner Übelkeit und Erbrechen, die auf einen Infekt hindeuten können
- bei Fieber oder erhöhter Körpertemperatur
- bei entzündlichen Hauterkrankungen und nässenden Ekzemen
- bei Verbrennungen und Sonnenbrand
- bei hellroten Blutungen, da die Behandlung des Uterus eine beginnende Regelblutung verstärken würde
- direkt nach operativen Eingriffen und auf frischen Narben

Vorsichtig ist vorzugehen

- bei allgemeinem Unwohlsein deiner Patientin
- bei Patientinnen mit niedrigem Blutdruck
- über Besenreisern
- bei Patientinnen mit Diabetes mellitus
- bei Osteoporose
- in der Schwangerschaft
- bei Schuppenflechte und Neurodermitis
- bei Herzbeschwerden
- über Blutergüssen
- bei offenen Wunden
- bei Thrombosen oder Venenentzündung und der Gefahr einer Embolie
- über Krampfadern
- bei Epilepsie
- bei zehrenden Erkrankungen, Krebs und Strahlentherapie

  ➔ Hier solltest Du auf alle Fälle mit dem behandelnden Arzt deiner Patientin Rücksprache halten.
- ... und bei allem, was Du dir selbst nicht zutraust.
  Vertraue auf dein Bauchgefühl, es wird dich leiten.

! In äußerst seltenen Fällen kann Massage auch Beschwerden auslösen: Sollten während der Massage oder in deren Folge Schmerzen auftreten und diese länger andauern, sollte ein Arzt zur bildgebenden Diagnostik kontaktiert werden.

Massage-Ablauf

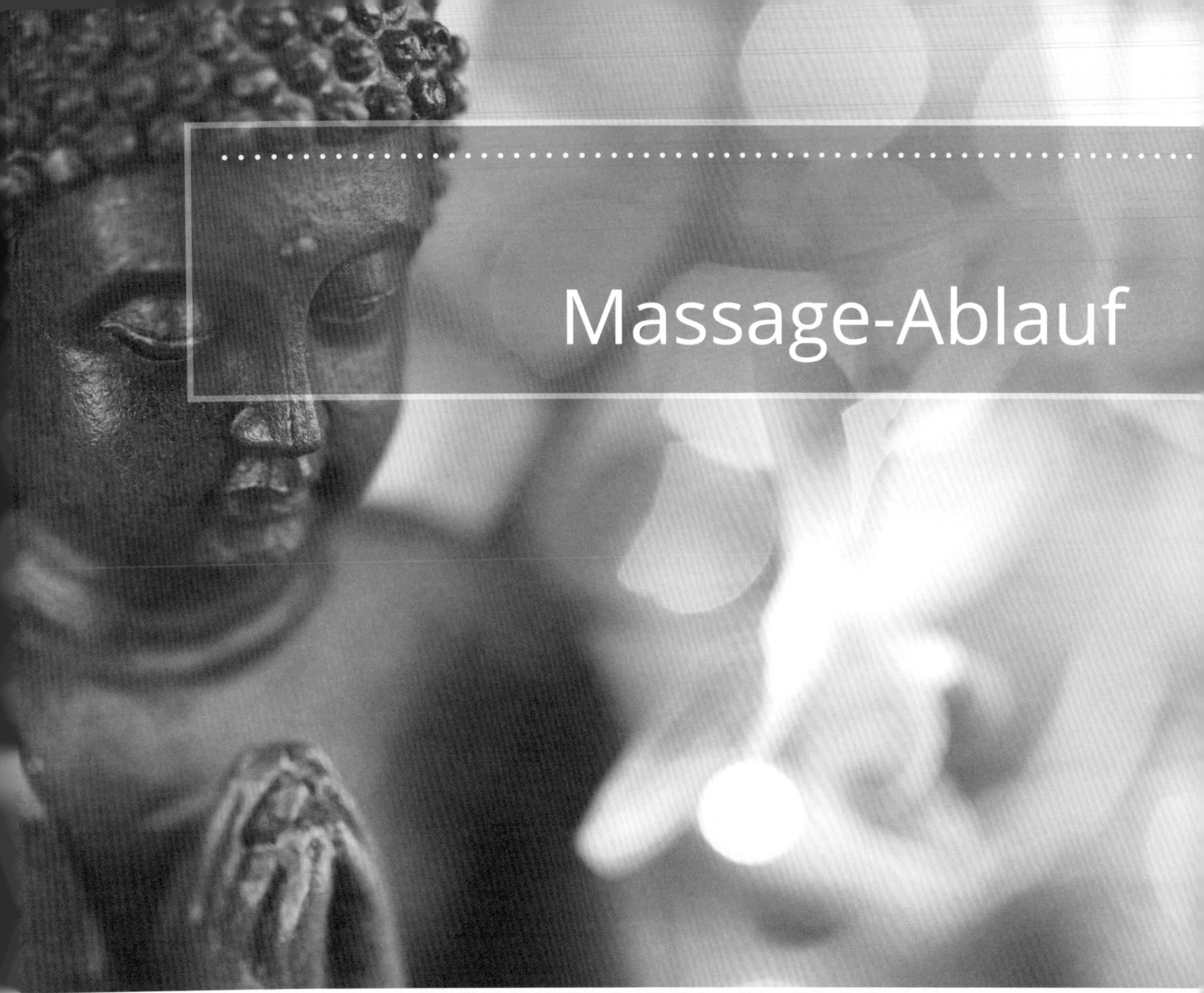

„Die wichtigste Stunde in unserem Leben ist immer der gegenwärtige Augenblick.
Der bedeutsamste Mensch ist immer der, der uns gerade gegenübersteht;
das notwendigste Werk in unserem Leben ist stets die Liebe.“

~ Meister Eckhart

- Schaffe in deinem frisch gelüfteten und angenehm temperierten Raum (ca. 23°C) eine einladende Raumatmosphäre.
- Sorge für Ungestörtheit und schalte Klingel, Telefon und Handy aus.
- Schmuckstücke sollten beide ablegen.
- Als Einstimmung auf die bevorstehende Massage bietet es sich für dich als Therapeutin wie auch für deine Patientin an, ein Glas Wasser oder einen Tee zu trinken; diese Zeit könnt ihr gut für das Anamnesegespräch nutzen.
- Achte darauf, dass deine Patientin vor Beginn der Massage ihre Blase entleert!
- Sorge stets für eine gute Lagerung deiner Patientin, am angenehmsten ist es, wenn sie ihre Position möglichst wenig verändern muss.
- Körperteile, die gerade nicht massiert werden, solltest du mit einem Handtuch oder einer Decke abdecken, damit deine Patientin nicht auskühlt.
- Behandle deine Patientin stets mit sanfter und achtsamer Berührung.
- Wärme vor der Massage deine Hände an, indem du die Handflächen aufeinander legst bzw. deine Handflächen aneinander reibst.
- Trage nun das Massage-Öl auf.
- Beginne deine Massage immer mit der Lymphatischen Grund-Behandlung (→ S. 49) und schließe weitere für die Indikation relevante und stimmige Massage-Einheiten an.
- Sofern in der Massage-Sequenz keine Zeitangabe steht, erfolgt die Länge der Einheiten intuitiv, führe die einzelnen Schritte so lange durch wie es für deine Patientin und dich angenehm erscheint.
- Massiere fließend und harmonisch – ähnlich wie beim Tanzen ist hierbei für beide ein gleichmäßiger Rhythmus am angenehmsten, um sich auf die einzelnen Streichungen „einzuschwingen“.

➔ Ein tiefes Ausatmen gibt dir oftmals einen guten Anhaltspunkt dafür, dass Du zum nächsten Schritt übergehen kannst.

➔ Je weniger du während der Massage redest, umso entspannender und wirksamer wird sie von deiner Patientin empfunden.

Die Massage-Richtungen in der TFM

Während bei „klassischen Massagen" zum Herzen hingearbeitet wird, hat die TFM ihre eigenen Regeln:

Joseph B. Stephenson massiert die Extremitäten meistens nach distal[1] und vertraut auf die dem Körper innewohnende Intelligenz. Seine Sicht auf die Lymphe ist, dass sie, nachdem sie angeregt wurde, ihren Fluss selber wiederfindet. Zusätzlich unterstützt dich so beim Arbeiten die Schwerkraft. Daher werden viele Behandlungen sitzend durchgeführt. Dies ist auch der Grund, warum Joseph B. Stephenson das Anregen der *Life Force* in einer aufrechten Position als besser erachtet.
Die Behandlung des Rückens unterteilt Joseph B. Stephenson in drei Zonen:

Die Zone von den Schultern bis zur gedachten BH-Linie wird als „Oberer Rücken" bezeichnet und nach unten massiert. Dies finden wir in der Lymphatischen Grund-Behandlung (⇢ S. 49) und dem ersten Teil der Nierenbehandlung. (⇢ S. 67)

Daran schließt sich der „Mittlere Rücken" an, der bis zur Höhe der Hüftschaufel geht. Er wird schräg nach außen und unten bearbeitet. Als Beispiel sei hier die Nieren-Behandlung (⇢ S. 63) genannt.

Der „untere Rücken", Kreuzbeinbereich und Steißbein, wird ausschließlich aufwärts massiert. Die Sakralnerven, auch *Cauda equina* genannt, verlaufen abwärts wie die Wurzeln eines Baumes. Daher erachtet es Stephenson als sinnvoll, die Nervenenden zu beiden Seiten des Kreuzbeins (⇢ S. 71) anzuheben, um ihnen wieder mehr Tonus zu geben und sie gegebenenfalls zu reponieren; hierfür wird nur mit sehr sanftem Druck gearbeitet.

Der Bauchraum (⇢ S. 95) erfährt beim Arbeiten mit der TFM Aufwärtsstreichungen.

---

[1] vom Körperstamm nach außen

Handgriffe

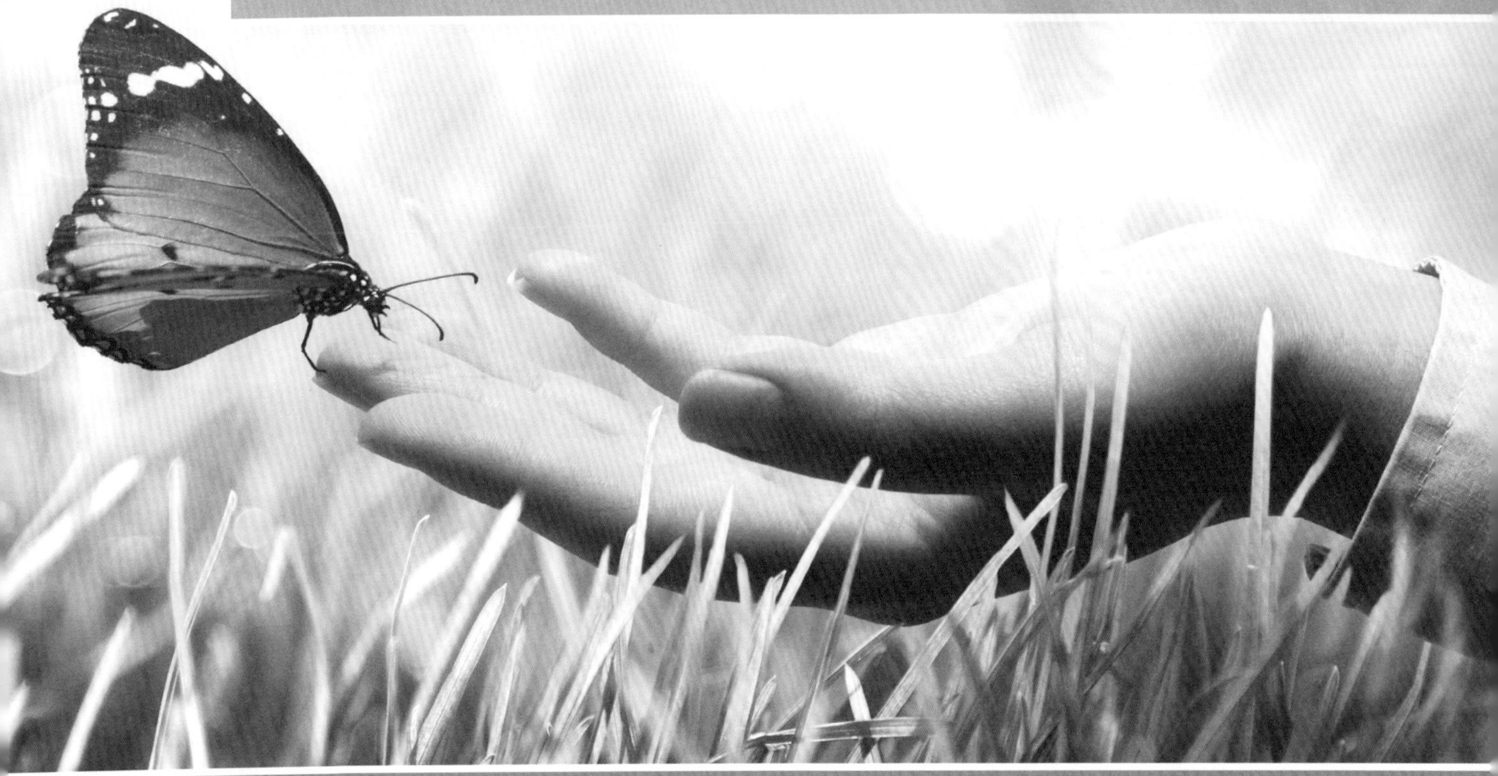

„Du kannst zwar anfangen, Massage zu lernen, aber du wirst niemals fertig werden, die Erfahrungen vertiefen sich ständig und werden immer stärker. Massage ist eine der feinsten Künste, sie ist nicht nur eine Frage des technischen Könnens. Sie ist eine Frage der Liebe."

~ *Osho*

So sanft und „einfach“ die TFM-Massage auch erscheinen mag, ist es uns *Creative Healing*-Lehrenden ein wichtiges Anliegen, besonderes Augenmerk auf die korrekte Haltung der Hände und Finger zu legen.
Genaue „Regieanweisungen“ für deine Positionierung zur Patientin in den einzelnen Behandlungseinheiten helfen dir, damit Du mühelos und mit Leichtigkeit massieren kannst.

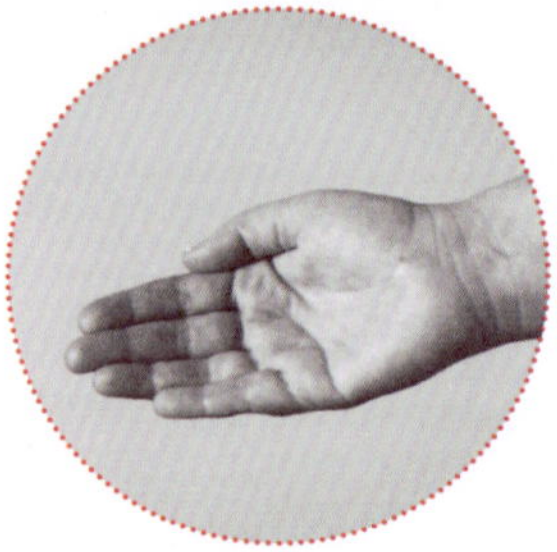

Cupping – Massieren mit der Hohlhand

Durch das Massieren mit der Hohlhand, das Joseph B. Stephenson als *Cupping* bezeichnet hat, erzeugst Du ein Vakuum, das durch die Sogwirkung deiner Hand die Lymphe nachfließen lässt.
Hierbei arbeitest Du streichend mit den Handaußenkanten über das zu massierende Körperareal.
Das *Cupping* findet praktisch bei allen Behandlungs-Einheiten statt, denn es handelt sich hierbei um die Anwendung des II. Prinzips.

Visualisiere bei diesem Handgriff die Sogwirkung der Handinnenfläche.

Stroking – Streichen

Die Streichungen werden mit der Außenkante des Zeigefingers durchgeführt, wobei der Mittelfinger zur Unterstützung des Zeigefingers dient. Der Druck ist gerade so stark, dass die Massage-Bewegung nach unten als leichtes „Schabgeräusch“ hörbar ist.

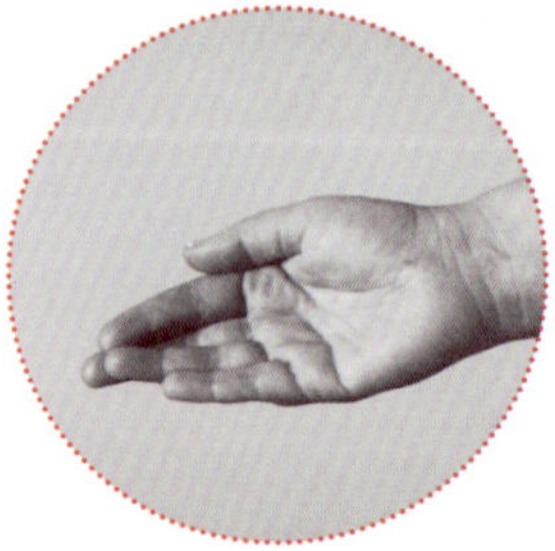

Double-Stroking – Streichung mit zwei Fingern

Beim *Double Stroking* benutzt Du Zeige- und Ringfinger deiner rechten Hand. Dieser Griff wird bei der Schilddrüsen-Behandlung (S. 81) angewendet.

Circles – Kreiselungen

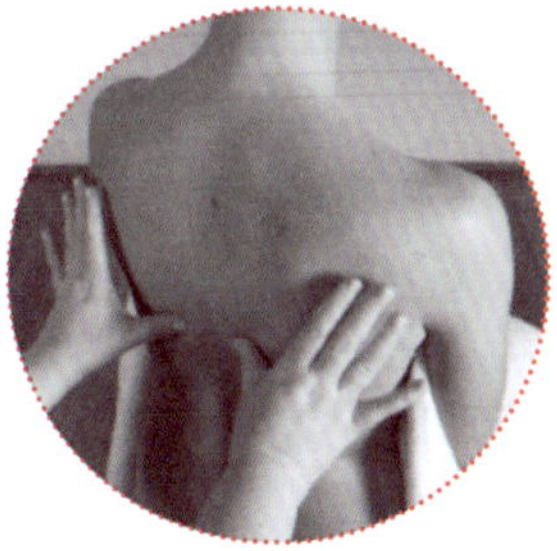

Das sanfte Kreiseln entspricht dem III. Prinzip, um ein homogenes Gewebe herzustellen. Die *Circles* dienen den Zellen als Impuls, sich neu zu positionieren.

Bei der Lymphatischen Grund-Behandlung (S. 49) und der Kreuzbeinbehandlung (S. 78) werden die kreisenden Bewegungen mit abgespreiztem Daumen durchgeführt, wobei die restlichen Finger mit dem Körper Kontakt halten. Bei einer etwas breiter zu massierenden Struktur, wie zum Beispiel bei der Massage im Venenwinkel (S. 52) oder bei der Drainage des Beckens (S. 100), werden Zeige- und Mittelfinger gemeinsam verwendet.

Des Weiteren gibt es punktförmige Kreisbewegungen, die bei der Schilddrüsen-Behandlung (S. 81) im Uhrzeigersinn und der Herz-Behandlung (S. 127) gegen den Uhrzeigersinn ausgeführt werden.

Wenn Du generell während der Massage runde Kreiselungen und spiralförmige Bewegungen einbaust, steigert dies die Wirkung deiner Behandlung, da die *Life Force* an diesen Stellen besonders aktiviert wird.

Quarter turns – Vierteldrehungen

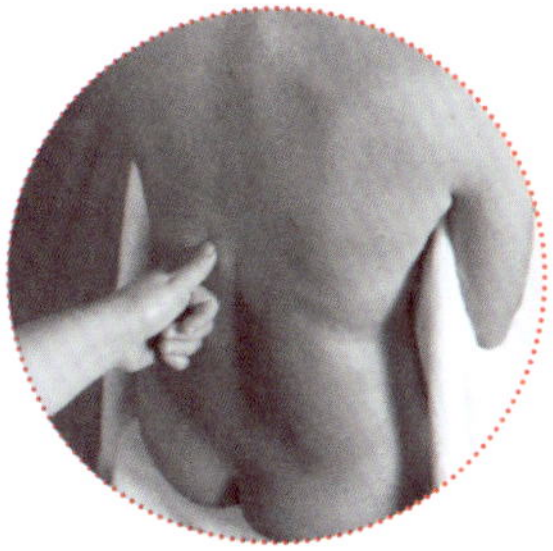

Für die Vierteldrehungen benutzt Du deine Daumenkuppe.
Stelle dir vor, dass Du auf dem Punkt, den Du gerade bearbeitest, zunächst sanft ins Gewebe einsinkst und mit der darunterliegenden Struktur Kontakt aufnimmst.
Bei der anschließenden Vierteldrehung wird gleichzeitig das Gewebe um ein winziges Stück nach oben geliftet und reponiert, was gleichzeitig tonisiert.

Hierbei arbeitest Du auf der rechten Körperseite mit dem rechten Daumen im Uhrzeigersinn von der 9-Uhr-Position auf die 12-Uhr-Position.
Auf der linken Körperseite mit dem linken Daumen gegen den Uhrzeigersinn von der 3-Uhr-Position auf die 12-Uhr-Position.

Anwendung finden die Vierteldrehungen bei der Nieren-Behandlung (→ S. 63) sowie der Sonderbehandlung des Kreuzbeins.

Joseph B. Stephenson massierte seine liegenden Patienten ausschließlich mit der rechten Hand. Eine Erklärung hierfür könnte sein, dass die rechte Hand nach den Regeln energetischer Heilarbeit keine Energien aufnimmt.

Die Lymphatische Grund-Behandlung

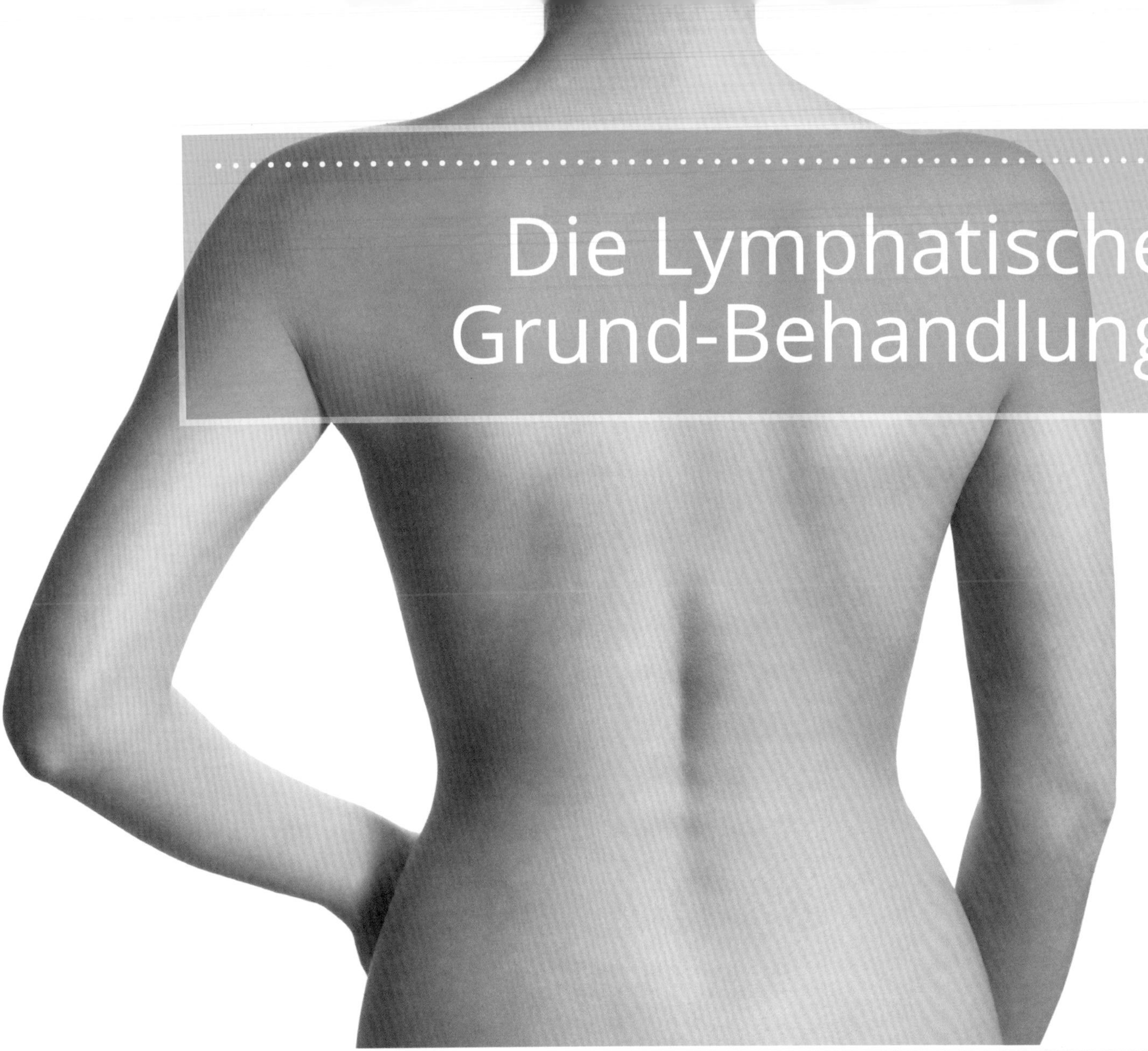

„Der Körper ist der Übersetzer der Seele ins Sichtbare."

~ Christian Morgenstern

Lymphe und der Fluss des Lebens

Lymphe fließt überall in unserem Körper. Der Name kommt aus dem Lateinischen und bedeutet so viel wie „klares Wasser". Ähnlich wie ein Wassertropfen, der seinem Weg von der Quelle hin zum großen weiten Meer folgt, verhält sich auch unsere Lymphflüssigkeit, die als Abflusssystem des Körpers aus dem Bindegewebe heraus hin zum Herzen fließt.
Neben einem fein strukturierten Netz aus Lymphbahnen und etwa 600 dazwischen geschalteten Lymphknoten, deren Aufgaben die Reinigung der Lymphe und das Unschädlichmachen von Bakterien und Krankheitserreger sind, besteht unser Lymphsystem noch aus weiteren lymphatischen Geweben wie Milz, Thymus, den Rachenmandeln und dem roten Knochenmark.

Die durchsichtige bis hellgelb-milchige Flüssigkeit, von der täglich etwa zwei Liter gebildet werden, stellt eines der wichtigsten Transportmittel unseres Körpers für Nähr- und Abfallprodukte dar.

Allein aus der Funktionsweise der Lymphe erklärt sich auch die Lymphatische Grund-Behandlung, die Joseph B. Stephenson als *General Treatment* bezeichnet.

Die Lymphatische Grund-Behandlung findet ihren Einsatz:

- zur Anregung des Lymphflusses in den oberen Extremitäten und der Entstauung dieser Gewebe
- impulsgebend für die Hals- und untere Kopfregion sowie die Schilddrüse durch das Arbeiten im Terminus-Bereich (Schritt #1 → S. 52 f.) und den Hals-Lymphknoten (Schritt #2 → S. 53 f.)
- für eine verbesserte Durchblutung
- zur Eliminierung von Schlackenstoffen und sanften Entgiftung über Lymphe und Haut, daher begleitend auch bei Entschlackungs- und Fastenkuren
- zur Abwehrsteigerung
- zur Beruhigung des vegetativen Nervensystems

- zur Förderung von Entspannung und Selbstvertrauen
- bei emotionaler Unausgeglichenheit und motorischer Unruhe
- unterstützend bei Ein- und Durchschlafproblemen
- zur Senkung des Stresslevels, daher auch bei stressbedingtem Bluthochdruck und begleitend bei schwangerschaftsinduziertem Bluthochdruck anwendbar
- zur Schmerzlinderung durch die Endorphin-Ausschüttung
- bei Spannungskopfschmerz, Nackenschmerzen
- bei Verspannungen im Schultergürtel

Neben der ersten Kontaktaufnahme mit deiner Patientin dient die Lymphatische Grund-Behandlung also gezielt dazu, den Lymphfluss und damit den Abtransport belastender „Schlacken" (Überreste bereits verwerteter Proteine, Enzyme und Hormone, Fremd- und Giftstoffe, Zellreste und Erreger) aus den Geweben anzuregen.

Diese „innere Reinigung des Körpers" unterstützt dessen Heilungsprozess und beugt durch reflektorische Heilwirkung auf die inneren Organe Neuerkrankungen vor.

Gerade deshalb ist es zur Ausleitung der gelösten Stoffe so wichtig, dem Körper nach der Behandlung soviel Flüssigkeit in Form von stillem Wasser zu zu führen, dass der ausgeschiedene Urin wieder farblos ist.

Die Lymphatische Grund-Behandlung kann durchaus als eigenständige Einheit und Kurztherapie angewendet werden. Ansonsten geht sie zwingend jeder weiteren Behandlungseinheit voraus.

Bevor Du mit der eigentlichen Massagearbeit beginnst, legst Du für einige Atemzüge die Hände auf die Schultern deiner Patientin und nimmst so Kontakt mit ihr auf.

Die Lymphatische Grund-Behandlung besteht aus insgesamt acht Einzelschritten.

Schritt #1: Terminus klären

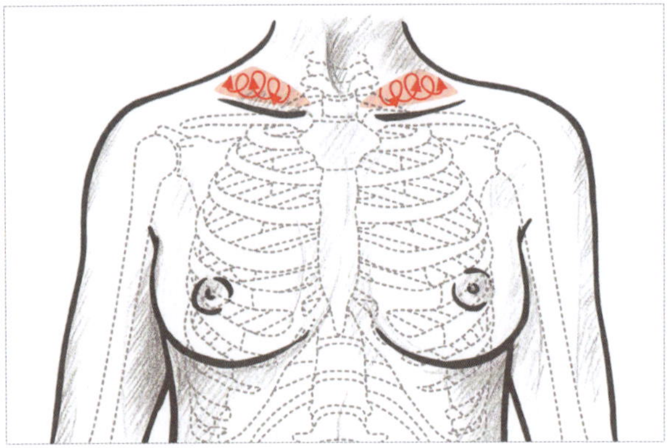

III. Prinzip S L

Das seitliche Halsdreieck wird durch das Schlüsselbein, die seitliche Hals- und die Schultermuskulatur begrenzt.

Der Zusammenfluss der Drosselvene mit der Schlüsselbeinvene am Brusteingang hinter dem Schlüsselbein wird als Venenwinkel oder *Terminus* bezeichnet. Dort münden auch die Lymphstämme in den Blutkreislauf: der Brustmilchgang links, und auf der rechten Seite ein kleineres Lymphgefäß, das die Lymphe aus rechtem Arm, Brusthälfte und Halsregion aufnimmt.

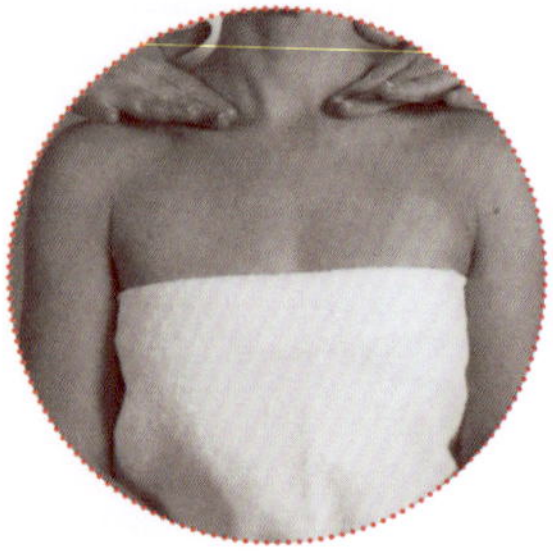

Du stehst hinter deiner Patientin.

Das gesamte Areal bearbeitest Du parallel beidseitig mit dem ersten Glied von Zeige- und Mittelfinger, als würden die beiden Finger sanft „Brustschwimmen“: deine linke Hand arbeitet folglich gegen den Uhrzeigersinn nach außen, die rechte beschreibt die Bewegung im Uhrzeigersinn.

Die Druckstärke ist sehr sanft, so, als würdest Du mit deinen Fingern Schokolade zum Schmelzen bringen wollen.

Visualisiere die Kongestionen und Unebenheiten im Gewebe und lasse sie unter deinen Fingerkuppen sanft dahinschmelzen.

Manchmal nimmst Du unter deinen Fingerspitzen Lymphansammlungen als Körnung im Gewebe wahr, die es sanft aufzulösen gilt.

Einsatz des Massage-Schrittes:

- zur Lymphaktivierung
- als Diagnostik für nächtliches Knirschen/Beißen, da im Terminus der erhöhte Tonus der Halsmuskulatur deutlich wahrzunehmen ist

Anleitung zur Selbstmassage
Du legst Zeige- und Mittelfinger deiner Hände in den Venenwinkel und führst sanfte kreisförmige Streichungen von oben über die Begrenzung des Schlüsselbeins in Richtung Halsgrube.

Schritt #2: Halslymphe klären

Joseph B. Stephenson sieht den Nacken bezüglich der Temperatur-Regulierung als empfindlichsten Teil des Körpers an: die Nackenregion reagiert am sensibelsten auf Temperaturschwankungen, da alle Nerven, einige Meridiane sowie Blut und Lymphe die Nackenregion passieren.

Du stehst auf Schulterhöhe rechts neben deiner Patientin und streckst deinen rechten Arm bequem aus. Die Innenseite deines rechten Unterarms stützt die Stirn deiner Patientin. Deine linke Hand ist die Arbeitshand. Für den Griff zeigt deine Handfläche nach unten.
Du spreizt den Daumen deiner Arbeitshand im 90° Winkel ab; hiermit gibst Du automatisch Spannung auf deinen Zeigefinger. Die Abwärts-Streichungen werden mit der Außenkante des ersten und zweiten Zeigefingergliedes ausgeführt. Dein an den Zeigefinger angelegter Mittelfinger kann dir zur Unterstützung des Zeigefingers dienen.

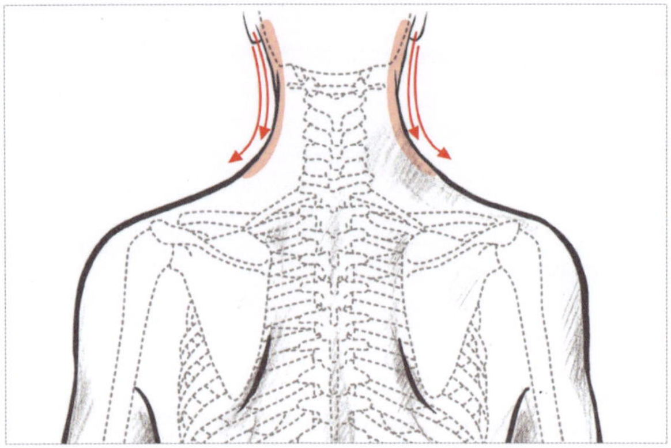

II. Prinzip S L O

Der Druck ist hierbei so sanft bzw. von der Stärke her gerade so, dass die Massage-Bewegung nach unten als leichtes „Schabgeräusch" hörbar ist.

Die Streichungen entlang der seitlichen Halsmuskulatur des *Sternokleidomastoideus*, der auch als Kopfwendermuskel bezeichnet wird, bestehen aus 4 kurzen und 1 langen Streichung. Jede Streichung wird von oben nach unten geführt.

Du beginnst hierbei auf Höhe des *Mastoids*[1], der von der Zeigefingerspitze berührt wird und arbeitest senkrecht hinter dem Ohr nach unten, indem Du über den absteigenden Teil der langen Halsmuskeln arbeitest.

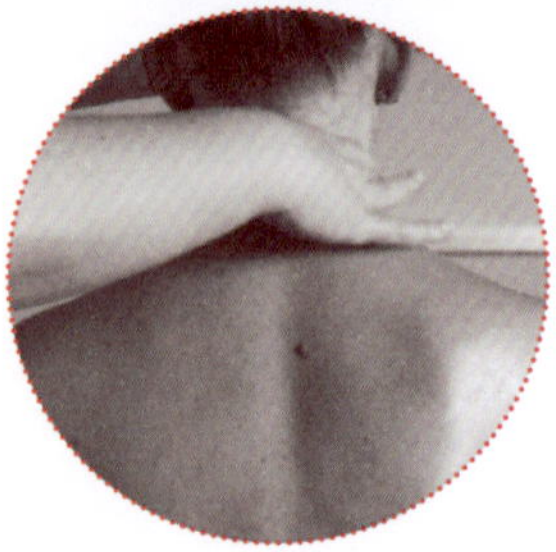

Die kurzen Streichungen gehen jeweils vom *Mastoid* bis zur Schulterhöhe, die lange Streichung wird etwas weiter in Richtung Venenwinkel geführt.

Anschließend wird die linke Halspartie analog zur rechten Seite gearbeitet, wobei Du mit dem linken Unterarm die Stirn deiner Patientin hältst und die Halsmuskeln mit der rechten Hand ausstreichst.

Visualisiere, wie Du die im Gedankenkarussell kreisenden Gedanken deiner Patientin sanft zur Ruhe bringst, indem Du mit deinen Abwärtsstreichungen die *Life Force* beruhigst.

Einsatzgebiete des Massagegriffs:

- bei Schilddrüsendysfunktion
- bei Hypertonie[1]

[1] Warzenfortsatz hinter der Ohrmuschel [2] erhöhter Blutdruck

! Bei Patientinnen mit eher niedrigem Blutdruck und einer Empfindlichkeit der Druckrezeptoren im Verlauf der hirnversorgenden Halsgefäße solltest Du diesen Massage-Griff mit Vorsicht anwenden: es kann sein, dass deine Patientin durch die Abwärtsstreichungen mit Blutdruckabfall und Schwindel reagiert.

In diesem Fall hältst Du mit deiner Arbeit kurz inne, lässt deine Patientin etwas Wasser trinken und fährst mit Schritt #5 der Lymphatischen Grund-Behandlung (→ S. 58) fort.

Anleitung zur Selbstmassage

Du arbeitest mit der Außenseite deines linken Zeigefingers auf der rechten Halsseite.

In der Eigenanwendung schwebt das Schwimmhäutchen über dem vorderen Hals. Deine Handfläche zeigt nach unten. Mit abgespreiztem Daumen berührt die Außenseite deines Zeigefingers den *Mastoid* und Du streichst nun in vier kurzen und einer längeren Streichung von oben jeweils nach unten.

→ Das Schwimmhäutchen deiner Arbeitshand schwebt bei den Abwärtsstreichungen über dem Nacken. Dies kann dir zur Orientierung hilfreich sein, da Du auf der jeweils gegenüberliegenden Seite deiner Patientin stehst und folglich deinen Zeigefinger nicht sehen kannst.

Schritt #3: Nacken auskreiseln

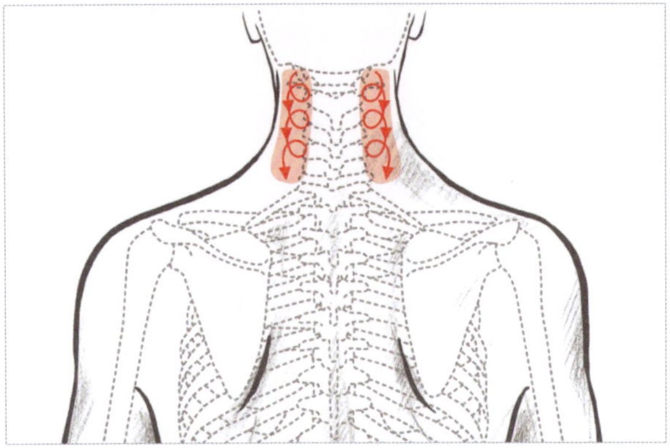

III. Prinzip S L O

Mit diesem Schritt lockerst Du die Halsmuskulatur und transportierst die Halslymphe am Nacken mithilfe von Daumen und Zeigefinger in kreisenden Bewegungen nach unten.

Du behältst deine Position auf Schulterhöhe links neben deiner Patientin bei, dein linker Unterarm stützt noch immer die Stirn deiner Patientin.

Daumen und Zeigefinger deiner rechten Hand bilden ein U.

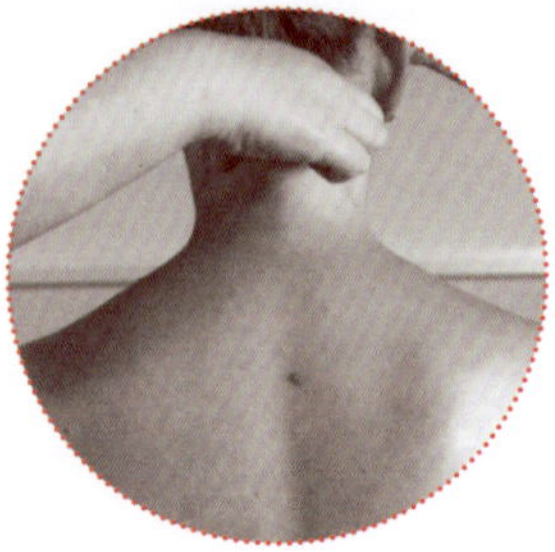

Der Griff setzt am Hinterhaupt an und wird in einer kreiselnden Bewegung nach vorne und nach unten über die seitliche Halsmuskulatur geführt.

Der Druck der Kreiselbewegung ist sanft, aber bestimmt.

Stelle dir vor, wie Du mit deinen kreisenden Bewegungen die Blockaden aus dem Gewebe löst.

Einsatzgebiete des Massagegriffs:

- zur Entspannung des Nackens und der Halsmuskulatur
- bei nächtlichem Zähneknirschen
- bei Spannungskopfschmerz

Anleitung zur Selbstmassage
Du legst die Handfläche deiner Arbeitshand auf deinen Hinterkopf, womit Daumen und Zeigefinger automatisch links und rechts des Nackens zu liegen kommen. Nun führst Du die Kreiselungen nach vorne unten aus.

Schritt #4: Nacken ausstreichen

Du behältst die gleiche Position bei wie auch schon in Schritt #3 und arbeitest mit dem gespannten Schwimmhäutchen zwischen Daumen und Zeigefinger. Hierfür spreizt Du den Daumen 90° ab und hältst gleichzeitig die rechte Fingerhand geschlossen. Deine Handfläche zeigt nach unten.

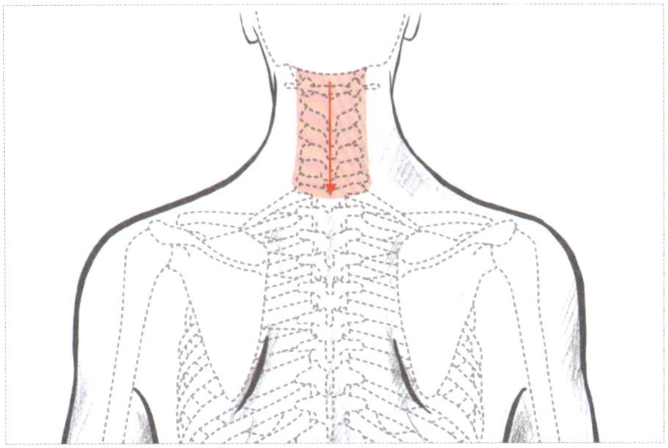

II. Prinzip S L ○

Setze das Schwimmhäutchen am Hinterhaupt an und streiche nun nach unten. Wo Daumen und Zeigefinger die Auflage an der Schulter spüren, lässt Du die Streichung über den 7. Halswirbel bis zur Mitte der Schulterblätter mit deiner Handfläche auslaufen.

Mit der Abwärtsbewegung bringst Du die gelösten Blockaden zum Abfließen.

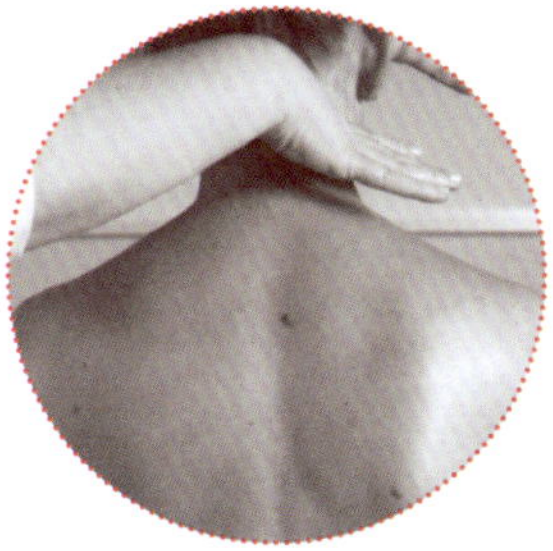

Einsatzgebiete des Massagegriffs:

- zur Nackenentspannung
- zur Kiefergelenkentspannung

Schritt #3 und Schritt #4 können abwechselnd ausgeführt werden.

Anleitung zur Selbstmassage
Du legst die Handfläche deiner Arbeitshand auf deinen Hinterkopf, das Schwimmhäutchen zeigt nach unten. Nun spreizt Du deinen Daumen ab und streichst mit dem so gespannten Schwimmhäutchen deinen Nacken von oben nach unten aus.

Schritt #5: Tannenbaum-Griff

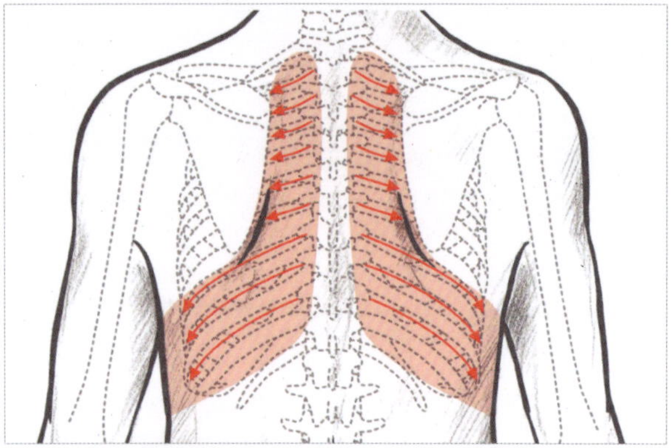

II. Prinzip, III. Prinzip

Du stehst zunächst auf der rechten Seite deiner Patientin und arbeitest mit deiner linken Hand und rippenbreit gespreizten Fingern in den Rippen-Zwischenräumen der linken Körperseite deiner Patientin vom *Prominens*[1] an bis unterhalb des Schulterblattes. Die letzte lange Ausstreichbewegung wird mit angelegten Fingern (*Cupping*) durchgeführt: Du folgst dem Verlauf des unteren Schulterblattes bis zur Taille und überstreichst die linke Niere.

Beginne wieder oben auf der Höhe des *Prominens* und arbeite nach unten und um das Schulterblatt herum. Du massierst diese eine Seite solange, bis sich das Gewebe gelockert hat, dann wechselst Du auf die linke Seite deiner Patientin und führst den Massage-Griff analog dazu auf der rechten Seite zwischen Wirbelsäule und Schulterblatt durch.

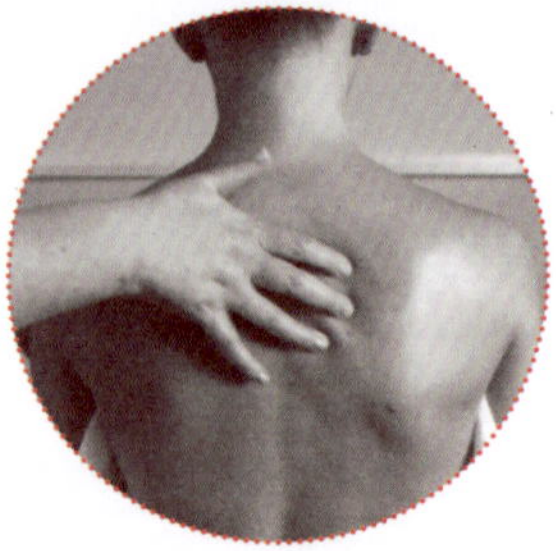

Visualisiere, wie deine Finger Verspannungen im Gewebe lösen und Du Drainage-Kanäle öffnest, über die die Kongestionen abfließen können.

Spätestens bei diesem Schritt solltest Du nach dem I. Prinzip die Temperaturverteilung am Rücken überprüfen und gegebenenfalls auftretende Hitze mit dem *Cooling*-Griff (S. 24) berührungsfrei ableiten.

Einsatzgebiete des Massage-Griffs:
- bei Rhomboid[2]-Problemen
- bei schmerzhafter Schwellung der Brust (Mastopathie)
- bei Tennisarm

[1] 7. Halswirbel [2] großer Rautenmuskel. Gemeinsam mit dem darüber liegenden Trapeziusmuskel befestigt er das Schulterblatt am Thorax und zieht es in Richtung Wirbelsäule.

Die weiteren Schritte der Lymphatischen Grund-Behandlung am oberen Rücken führst Du als Therapeutin in sitzender Position durch.

Schritt #6: Schulterblatt-Kreiseln

Setze dich in halber Armlängenentfernung hinter deine Patientin.

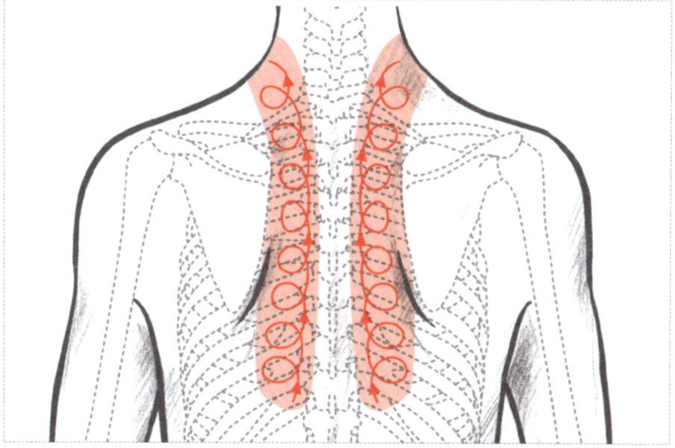

III. Prinzip L O

Für diesen Schritt sind die Daumen 90° von der Fingerhand abgespreizt und zeigen zueinander. Mit kreisenden Aufwärtsbewegungen deiner Daumen – links im Gegenuhrzeigersinn, rechts im Uhrzeigersinn – arbeitest Du ab der BH-Linie aufwärts in dem Areal zwischen Schulterblatt und Wirbelsäule und löst Verschlackungen aus dem Gewebe.

Wenn Du unter deinen Daumen eine Verspannung spüren solltest, kreiselst Du auf dieser Stelle in kleineren Kreiselungen bevor Du nach oben weiterfährst.

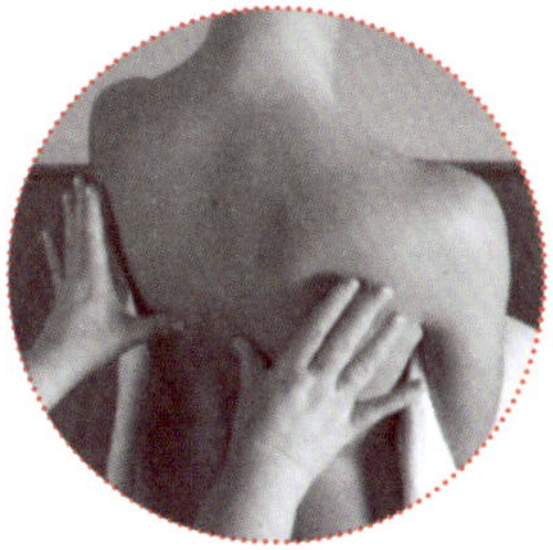

Visualisiere, wie Du das Gewebe unter deinen Daumen zum Fließen bringst und es dadurch homogen wird.

Prüfe mit dem Handrücken immer wieder die Temperatur am oberen Rücken deiner Patientin. Es ist sehr wahrscheinlich, dass Hitze abstrahlt, so dass Du mit dem *Cooling*-Griff und nach dem I. Prinzip die Nacken- und Schulterblattpartie kühlen solltest, bevor Du zum nächsten Schritt übergehst.

Einsatzgebiete des Massage-Griffs:

- bei Verspannungen im Schultergürtel
- bei Stillschwierigkeiten

Schritt #7: Raupengriff („Cupped Caterpillar")

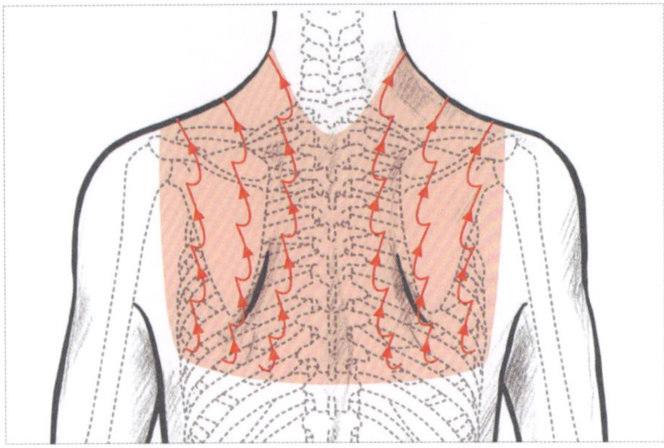

II. Prinzip L O

Du behältst dieselbe Position wie in Schritt #6 bei.

Stephenson bezeichnet diesen Griff als *„Cupped Caterpillar"*.

Wenn Du dir vorstellst, wie sich eine kleine Raupe auf einem Blatt oder einem Ast vorwärtsbewegt, wird dir der Handgriff leicht fallen. Die Finger beider Hände liegen eng aneinander.

Dadurch formt deine Hand eine Hohlhand (*Cupping* ⇢ S. 46).

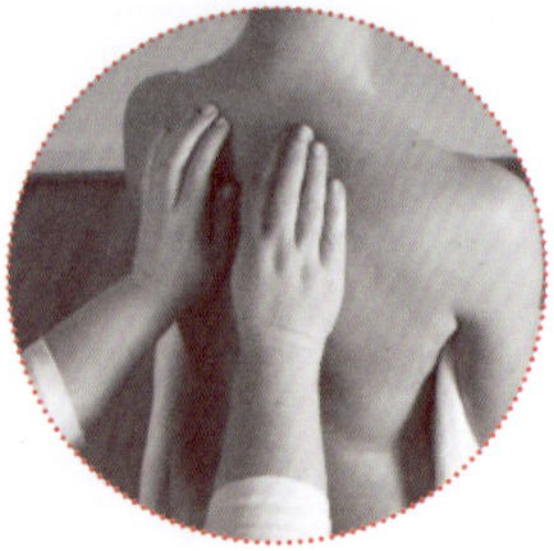

Der Druck für diesen Griffes liegt auf Daumen, Ballen und kleinem Finger. Du setzt deinen Griff links und rechts neben der Wirbelsäule auf Höhe der BH-Linie an und bewegst nun deine Hände wellenartig nach oben. Mit diesem Griff bearbeitest Du den ganzen oberen Rücken.

Stelle dir vor, wie Du mit dieser raupenartigen Bewegung nach oben und durch die Sogwirkung deiner Handinnenflächen alle in den vorangegangenen Massage-Schritten gelösten Kongestionen in Richtung Venenwinkel transportierst, wo sie abfließen können.

Einsatzgebiete des Massage-Griffs:

- bei Muskelkater am Rücken
- bei Stillschwierigkeiten

Schritt #8: Springender Frosch („Leap Frog")

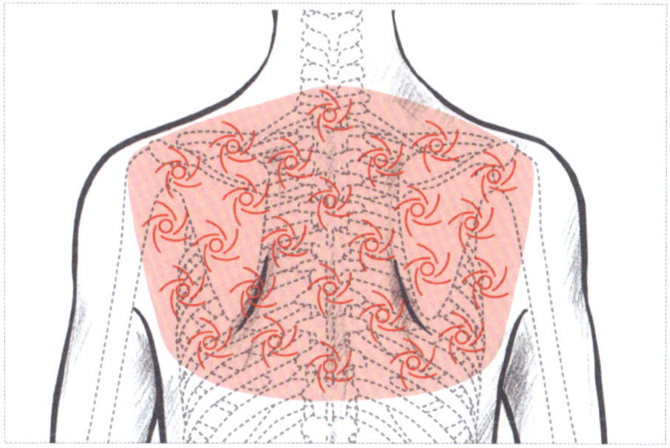

III. Prinzip

Du behältst deine sitzende Position bei. Für den *Leap Frog* ist es wichtig, dass Du zunächst die Finger abspreizt. Deine Handflächen liegen somit flach auf dem oberen Rücken auf und Du erzeugst so ein Vakuum. Nun löst Du die Spannung aus deinen Fingern und somit gleichzeitig das Vakuum aus deiner Handinnenfläche, womit deine Handhaltung in die Hohlhand übergeht und sich einige Millimeter vom Rücken abhebt. Dies erzeugt ein „schmatzendes" Geräusch.

Durch das Lösen der Hautschichten voneinander bringst Du Lymphe in den Fluss. Mit diesem Massagegriff bearbeitest Du den gesamten oberen Rücken von der BH-Linie an aufwärts.

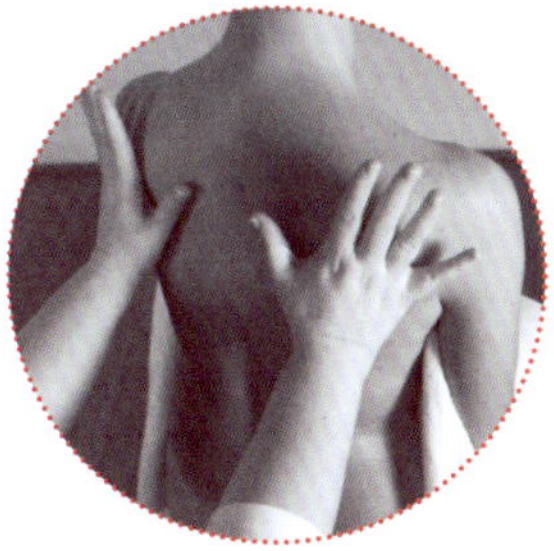

Stelle dir vor, wie Du mit dem Abheben deiner Handflächen die einzelnen Hautschichten voneinander löst, damit die Schlackenstoffe über die Lymphe abtransportiert werden können.

Einsatzgebiete des Massage-Griffs:

- zur Lymphanregung
- zur Entschlackung

Der *Leap Frog* wäre begleitend auch bei Cellulite an den Flanken anwendbar, hierbei bitte zunächst die Lotos-Massage (S. 97) durchführen, damit der Lymphfluss aus den unteren Extremitäten angeregt wird und das Abfließen der Schlackenstoffe gesichert ist.

Je nach Indikation bzw. Gewebezustand wird die beschriebene Griff-Folge der Lymphatischen Grund-Behandlung wiederholt.

Nieren-Behandlung

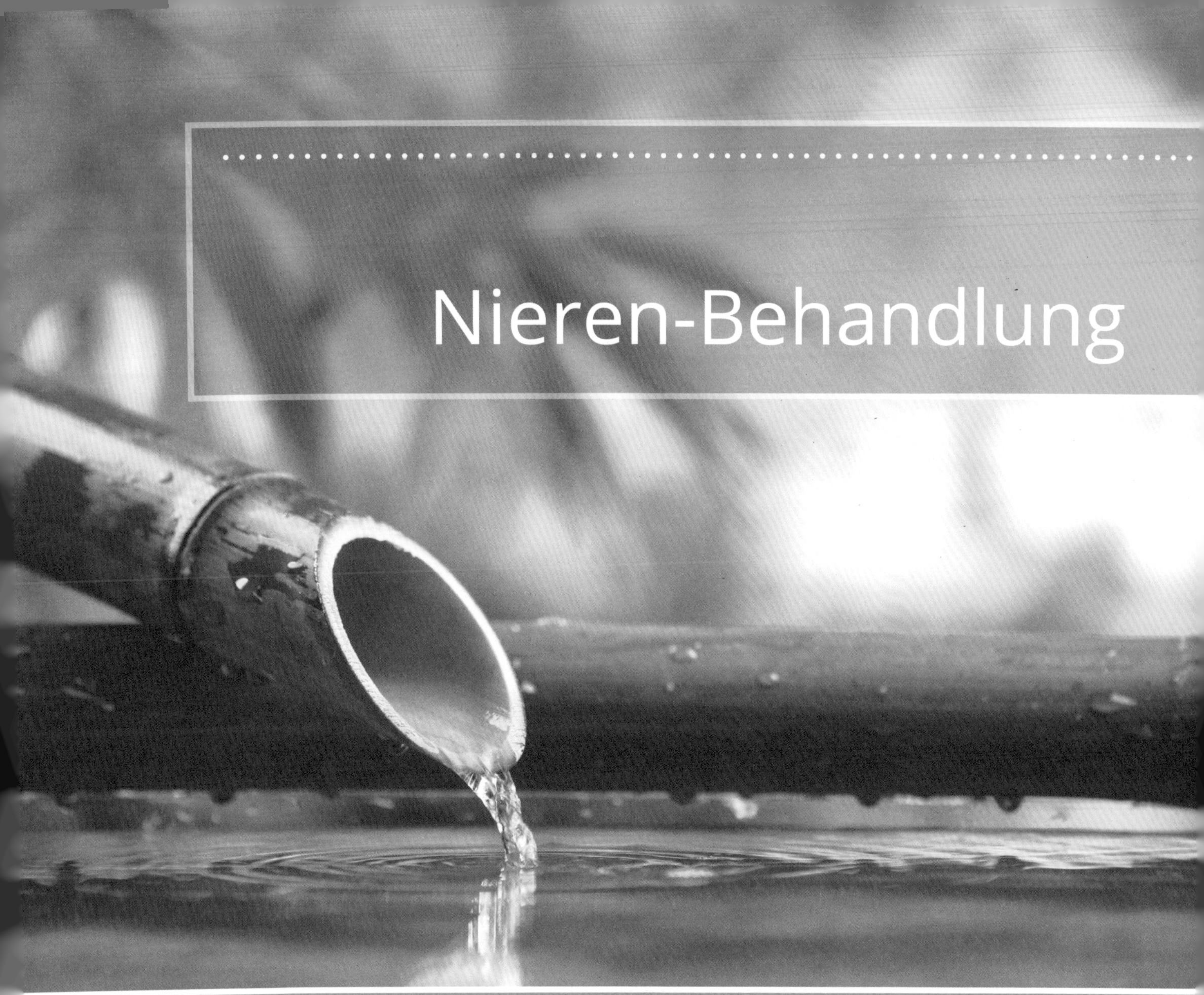

„Das weiche Wasser besiegt den harten Fels.“

~ *Laotse*

Die vom Aussehen her bohnenförmigen und dunkelroten Nieren sind etwa 10 bis 12 cm lang und 5 bis 6 cm breit. Sie sind paarig angeordnet und befinden sich deutlich weiter oben als die meisten denken: fast unterhalb der Rippen, wobei die rechte Niere wegen des großen rechten Leberlappens etwa eine halbe Wirbelhöhe tiefer liegt als die linke.

Die Nieren wiegen zwischen 120g und 200g. Ihre bekannteste und äußerst wichtige Funktion ist die Entgiftung des Körpers: Die Nieren filtern toxische, wasserlösliche Stoffwechselprodukte aus dem Blut, die darauf mit dem Harn ausgeschieden werden können. Neben der Regulation unseres Wasser- und Elektrolythaushalts produzieren sie Erytropoetin zur Stimulation der Blutbildung, nehmen über das hormonähnliche Enzym Renin Einfluss auf den Blutdruck und aktivieren Calcitriol, besser bekannt als Vitamin D.

Blicken wir auf die TCM[1], ist das Nieren-Chi eng mit der Fruchtbarkeit und dem Fließen der Emotionen verbunden. Die Nieren werden als „Wurzel des Lebens" und als „Energievorrat" des Körpers angesehen. In ihnen ist diese Essenz, die wir zum Zeitpunkt unserer Zeugung von unseren Eltern erben, gespeichert. Daher stehen unsere Nieren für Lebendigkeit und Vitalität.

In der TFM werden bei der Nieren-Behandlung gleichzeitig auch die Nebennieren mit angeregt: sie liegen auf den Nieren wie kleine Kappen auf. Eigentlich hätten sie einen eigenen Namen verdient, denn es handelt sich um eigenständige Drüsen, die an Hormonen Aldosteron, Adrenalin, Noradrenalin, Östrogen, Testosteron und Cortisol in der Nebennierenrinde produzieren.

Cortisol als unser wichtigstes (Anti-)Stresshormon wird ausgeschüttet, damit wir mit Stress besser umgehen können: als Stoffwechselaktivator fördert es die Bereitstellung von Glukose. Cortisol wirkt sich auf das Wachstum, das Immunsystem und auch positiv auf die Psyche aus.
Idealerweise sollten sich der Zustand von Anspannung und Entspannung die

[1] Traditionelle Chinesische Medizin

Waage halten, wobei unser vegetatives Nervensystem lebenswichtige Körperfunktionen (Herzschlag, Atmung, Verdauung und Stoffwechsel) steuert und andere Organe und Organsysteme innerviert, unter anderem unsere Sexualorgane, die endokrinen Drüsen – und damit unsere Hormone.
Sympathikus und Parasympathikus teilen sich diese vielfältigen Aufgaben. Der Sympathikus agiert bei tatsächlicher oder gefühlter Belastung: die Schweißdrüsen steigern ihre Aktivität, im Nebennierenmark wird Adrenalin ausgeschüttet, wir sind sprungbereit zur Flucht oder bereit für den Angriff. Danach übernimmt wieder der parasympathische Anteil des Nervensystems das Ruder und fungiert als Ruhepol.

Dies erklärt, warum in der TFM dieser Behandlungsschritt auch bei Stress und geistiger Anspannung durchgeführt wird.
Auch bei Krankheitsbildern wie dem Burn-Out-Syndrom, Hashimoto, Neurodermitis, Multipler Sklerose sollte also immer auch ein Blick auf die Arbeit der Nebennieren geworfen werden.

Gerade im Wechsel stellen wir Frauen fest, dem Stress weniger gewachsen zu sein: die Gonaden (S. 105) stellen langsam ihre Produktion an Geschlechtshormonen ein, die Nebennieren übernehmen – allerdings zu einem weitaus geringeren Maß – deren Produktion.
Nimmt Stress Überhand, sind unsere Nebennieren dadurch in der Dauerbefeuerung, was auf längere Sicht zu ihrer Ermüdung und einer Nebennierenschwäche führen kann.
Symptome wie Müdigkeit, Unterzuckerung, Allergieneigung, Nervosität und funktionelle Herzbeschwerden, wie z. B. Herzklopfen, aber auch Haarausfall können hierfür erste Anzeichen sein.

Die Behandlung der Nieren in der TFM regt sowohl die Nieren- als auch Nebennierentätigkeit reflektorisch an. Diese kurze Behandlung wirkt hormonell ausgleichend auf die Stressachse und bringt den Körper in seine Homöostase[1].

[1] Gleichgewicht

Die Behandlungs-Sequenz für die Nieren findet ihren Einsatz:

- als Teil des Entgiftungs-Schemas
- zur endokrinen Balance von Cortisol und unseren Geschlechtshormonen
- zur Stressreduktion
- begleitend bei Burn-Out
- bei der Neigung zu Zysten
- bei Urge-Inkontinenz und zu häufigem Wasserlassen
- in der Schwangerschaft unterstützend bei Ödembildung

! Ödeme sollten immer ärztlich abgeklärt werden, da es sich hier um eine beginnende Schwangerschaftsvergiftung handeln kann.

- mitbegleitend bei Zystitis (in Kombination mit dem *Cooling*-Griff (→ S. 24), um das entzündete Gewebe berührungsfrei zu beruhigen)
- in Kombination mit der Blasen-Behandlung (→ S. 109) zur Vorbeugung von Nieren- und Blasenbeschwerden im Wochenbett
- als Erste-Hilfe-Einheit bei Harnverhalt

! Es handelt sich hierbei um einen Notfall, der in die Hände eines Arztes gehört!

- der erste Teil der Drainage findet auch Einsatz bei Lymphflussstörungen der Brust

Die Nieren-Behandlung der TFM besteht aus insgesamt drei Schritten:

Schritt #1: Anregen der Nieren

Du sitzt eine halbe Armlänge hinter deiner Patientin.

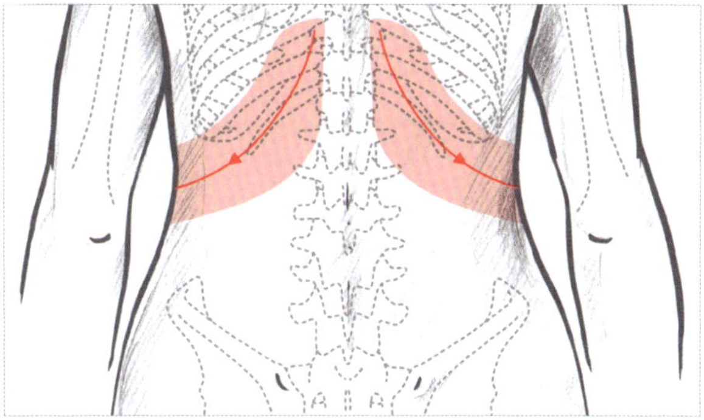

II. Prinzip

Wie auch schon beim Tannenbaum-Griff (S. 58) angedeutet, aktivierst Du mit dieser sanften Streichung die Nierenzone.

Deine Daumenspitzen zeigen nach oben. Mit der ganzen Länge deiner Daumen streichst Du von der Höhe des Schulterblattes parallel links und rechts der Wirbelsäule abwärts; die anderen Finger sind bei diesem Griff nur locker aufgelegt.

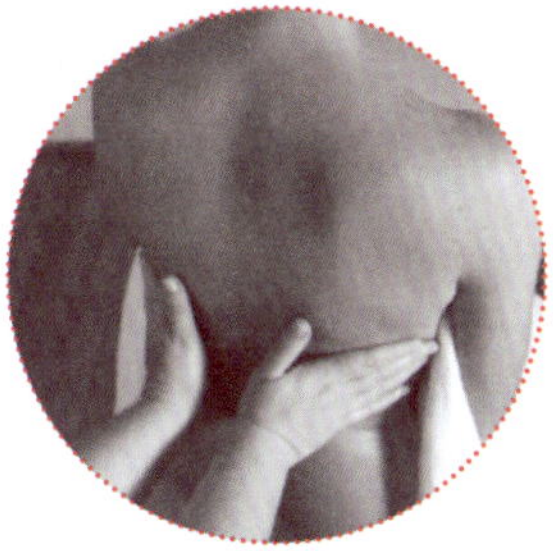

Unterhalb des Rippenbogens klappst Du deine Fingerhand in Richtung Körperseitenlinie und deine so aneinander gelegten Finger streichen im *Cupping* auf Taillenhöhe deiner Patientin in Richtung Körpervorderseite. Deine Zeigefinger streichen hierbei direkt unterhalb der Rippen entlang. Die Streichung wird einige Minuten wiederholt; hiermit öffnest Du nach dem II. Prinzip einen Drainagekanal.

Visualisiere die Nieren deiner Patientin. Indem Du sie bei den seitlichen Griffen überstreichst, gibst Du ihnen den Impuls, sich auf Entgiftungsarbeit einzustellen und die Schlackenstoffe, die bereits bei der Lymphatischen Grund-Behandlung (S. 49) aus dem Gewebe gelöst wurden, abzutransportieren. Du kannst dir den überstrichenen Bereich als ein Leitungssystem vorstellen.

Auffinden der Nierenpunkte

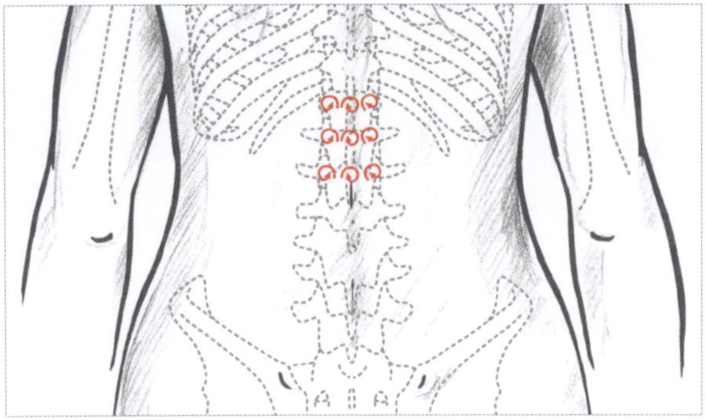

Zum Auffinden des oberen mittleren Punktes setzt Du die Kleinfingerkanten am Beckenkamm auf, wobei die Daumenspitzen nach oben zeigen.

Nun bringst Du die immer noch nach oben zeigenden Daumen in die Mitte zur Wirbelsäule hin.

Sofern deine Daumen ebenso lang sind wie die deiner Patientin, befindet sich deine Daumenspitze nun auf Höhe Th 9.

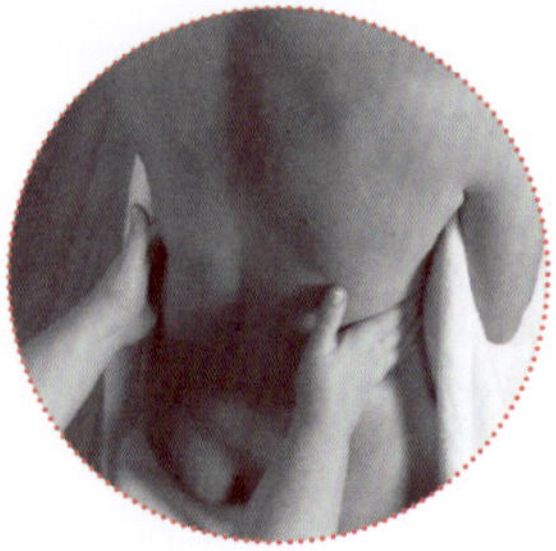

Ist dein Daumen länger, musst Du einen Wirbelkörper nach unten korrigieren, ist dein Daumen kürzer, wird entsprechend nach oben korrigiert.

Mit der oberen Reihe (Th 9) behandelst Du die Nebennieren, mit den beiden unteren Reihen (Th 10 und Th 11) sprichst Du die Nieren an. Der untere, mittlere Nierenpunkt wird von Joseph B. Stephenson als *„Fertility spot"* (Fruchtbarkeitspunkt) bezeichnet.

Schritt #2: Aktivieren der Nierenpunkte

Du sitzt mit ausgestrecktem Arm hinter deiner Patientin.

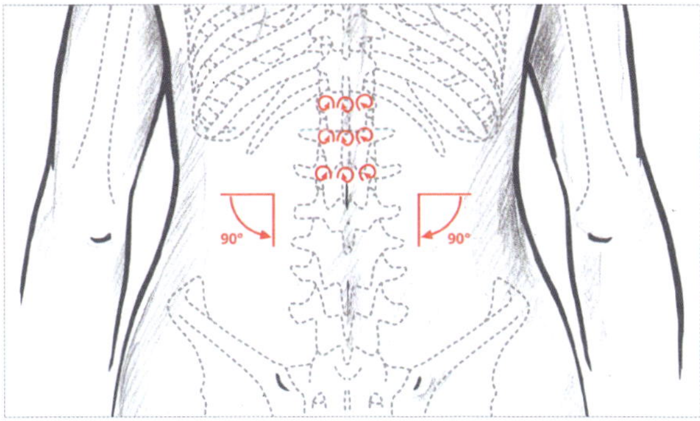

IV. Prinzip L O

Die insgesamt 9 Nierenpunkte (Th 9 – Th 11) werden jeweils mithilfe einer Vierteldrehung aktiviert.

Damit Du diese Drehung sehr sanft und kontrolliert ausführen kannst, arbeitest Du die Vierteldrehungen mit ausgestrecktem Arm.

Du gibst Spannung in deine Hand, indem Du den Daumen abspreizt. Du legst die Daumenspitze zunächst waagerecht in den Punkt. Die Druckauflage ist hierbei so als würdest Du ein hauchdünnes Keramikblättchen halten ohne es zu zerbrechen.

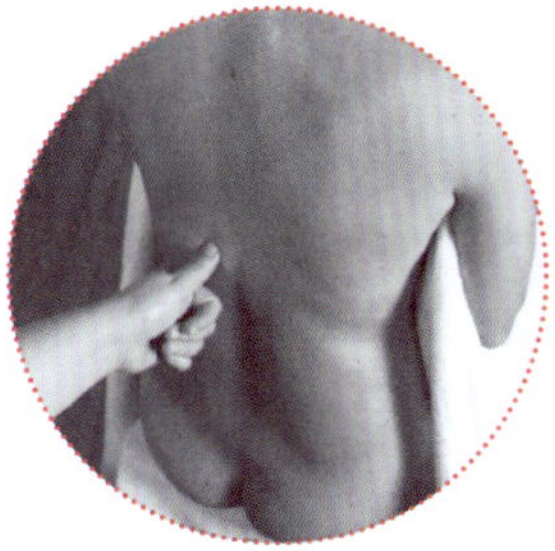

Die zentralen Punkte unterhalb des Dornfortsatzes und jeweils einen Fingerbreit rechts daneben werden mit dem rechten Daumen bearbeitet und folglich im Uhrzeigersinn um eine Vierteldrehung gedreht. Nachdem Du den Punkt aktiviert hast, zeigt deine Daumenspitze nach oben. Mit dem linken Daumen arbeitest Du analog gegen den Uhrzeigersinn.

Die neun Nierenpunkte werden mit einer einmaligen Vierteldrehung behandelt.

Visualisiere, wie deine Daumen mit der Vierteldrehung kleine Drehschalter aktivieren, die die Funktion der Nebennieren und Nieren ankurbeln und den Abfluss im System sicherstellen.

Schritt #3: Drainage der Niere

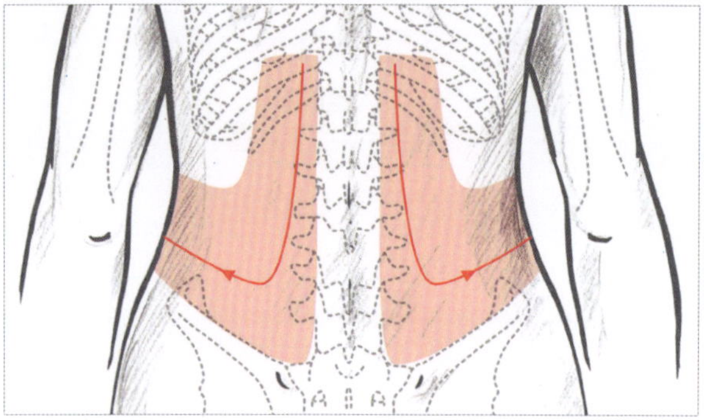

II. Prinzip L O

Analog zum 1. Schritt der Nieren-Behandlung (S. 67), bei dem Du die Nierenzone aktivierst, wiederholst Du nun einige Minuten die Ausstreichungen von oben nach unten und seitlich über die Nieren. Allerdings ist der Griff nun weiter abwärts gerichtet ist und wird in Richtung Blase um die Körperseiten herum gestrichen. Als Orientierung dient dir hierbei die Kleinfingerkante, die am Beckenkamm entlangstreicht.

Visualisiere, wie Du mit deinen sanften Streichungen die gelösten Schlacken in Richtung Blase transportierst.

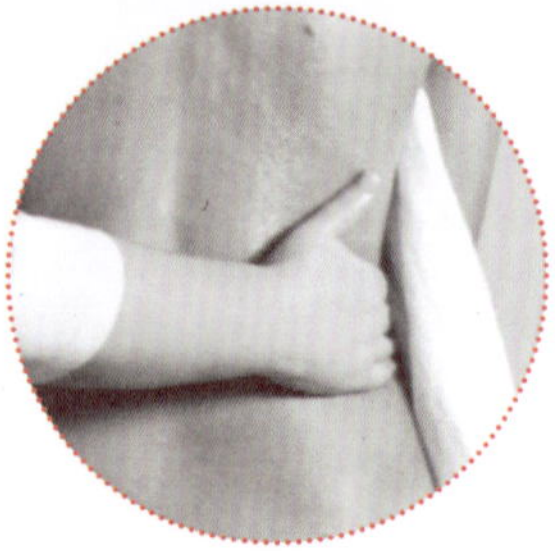

Patientinnen-Stimme

„Mein Mann nannte mich, bevor ich die TFM kennenlernen durfte, liebevoll „Kaltfüßler", denn selbst im Sommer bin ich nur mit warmen Socken ins Bett geschlüpft. Mit der Nierenbehandlung hat sich das jedoch geändert: ich schlafe besser durch und fühle mich morgens erholt und meine kalten Füße gehören der Vergangenheit an.
Die ersten Behandlungen waren für mich allerdings unangenehm, denn die Punkte waren wie kleine Nadelstiche deutlich spürbar."

Der untere Rücken

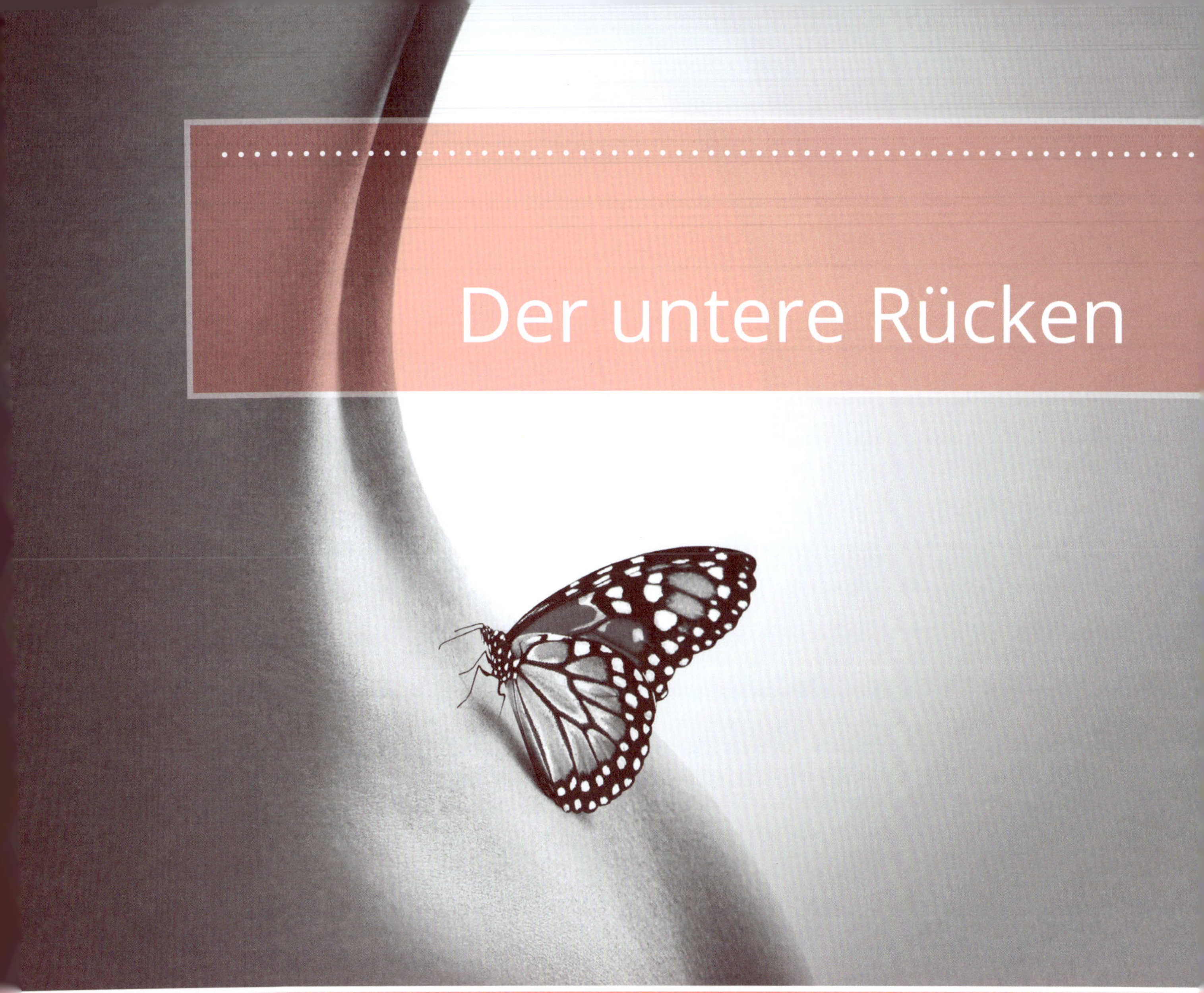

„Eine Last fallen lassen können, die man lange getragen hat,
das ist eine tröstliche, eine wunderbare Sache.“

~ Hermann Hesse

Unser Becken spielt eine wichtige und tragende Rolle, nicht nur was die Statik anbelangt, sondern auch, was den Grad an Anspannung betrifft. Das knöcherne Becken setzt sich zusammen aus den beiden Hüftbeinen, dem Kreuzbein und dem Steißbein. Die Hüftbeine werden aus Darm-, Sitz-, und Schambein gebildet.
Das weibliche Becken ist ausladender als das männliche Pendant, auch die Kreuzbeinplatte ist breiter und der Winkel der Schambeinäste ist größer, damit das Kind unter der Geburt genügend Raum hat, um auf die Welt zu kommen.

Den Raum zwischen den beiden Darmbeinschaufeln bezeichnet man auch als „großes" Becken, der darunterliegende Teil heißt „kleines" Becken. Neben der Aufgabe unserem Körper Stabilität und Halt zu geben und den Rumpf mit den unteren Extremitäten zu verbinden, bietet das Becken Gebärmutter, Blase und Ovarien Schutz.

Die Ursachen für Beschwerden in diesem Bereich sind mannigfaltig: Bewegungsmangel und nicht rückengerechtes Sitzen oder eine Fehlstellung des Beckens. Da die weiblichen Geschlechtsorgane an der Wirbelsäule und hinteren Beckenwand befestigt bzw. aufgehängt sind, kann sich der Schmerz auch durch ein erkranktes Geschlechtsorgan auf die Beckenregion übertragen und als Beckenschmerzen gedeutet werden, daher können Menstruationsschmerzen die Patientin bereits bewegungsunfähig machen. Bewegungsmangel und Ernährungsfehler führen zu zusätzlichem Druck im Becken. Eine genaue Schmerzlokalisation fällt den Patientinnen oft schwer.

In der TFM kann daher der untere Rücken sowohl bei Schmerzen im Bewegungsapparat in Kombination mit der Lymphatischen Grund-Behandlung (⇢ S. 49) quasi als Stand-Alone Behandlung therapiert werden. Ansonsten dient die Becken-Behandlung als reflektorische Vorbereitung der Gewebe und Organe des Beckens.
Von zentraler Bedeutung ist in beiden Fällen, die Spannung aus dem Beckengürtel zu lösen, wieder Fluss in die Gewebe zu bringen, das Bindegewebe zu

entschlacken und über das Kreuzbein reflektorisch die Beckenorgane auf die anschließend durchzuführenden Organbehandlungen (⇢ S. 81 ff.) vorzubereiten.

Dafür werden der untere Rücken und vor allem das Kreuzbein ausschließlich in Aufwärtsbewegung massiert.

Je besser der untere Rücken mit TFM vorbereitet wird, umso optimaler werden folglich das kleine Becken und die Beckenorgane durchblutet.

Für viele Erstpatientinnen ist die Behandlung des Rückens im Sitzen eher ungewohnt. Joseph B. Stephenson legt jedoch Wert darauf, die *Life Force* entlang der Wirbelsäule zu stärken und durch die aufrecht sitzende Position die Schwerkraft zu nutzen.

Die Behandlung des unteren Rückens und des Kreuzbeins erfolgt:

- zur Entstauung des Gewebes
- zum Abtransport von Schlacken
- zum Ausgleichen eines Beckenschiefstandes
- zum sanften Lösen von Verspannungen und Blockaden im Beckengürtel
- bei Schmerzen im Beckenring, der aus Iliosakralgelenk / ISG[1], Kreuzbein, Symphyse[2] und Hüftbeinen gebildet wird
- bei Schmerzen in der Hüfte und Bewegungseinschränkungen in den Beinen sowie Schmerzen beim Laufen
- Linderung von Ischiasbeschwerden, Hexenschuss, Steißbeinschmerzen[3]
- bei Menstruationsstörungen (Tempoanomalien[4], Typusanomalien[5])
- reflektorisch über die Kreuzbein-Behandlung zur Verbesserung der Energieversorgung im kleinen Becken und damit auch zur Steigerung der Empfängnisfähigkeit
- zur besseren Durchblutung der Bauchorgane und somit Förderung der Verdauung und Ausscheidung

[1] Kreuz-Darmbein-Gelenke [2] Schambeinfuge als vordere Verbindung der beiden Beckenknochen
[3] Für diese Behandlungseinheit suchst Du bitte eine zertifizierte TFM-Therapeutin auf. www.therapeutischefrauenmassage.de/therapeutinnen.php
[4] Störungen in der Blutungsfrequenz [5] Störungen in der Blutungsstärke

- bei sexuellen Störungen und Fehlfunktionen
- bei Spannungskopfschmerz
- bei Wehenschmerzen kann die Hebamme oder der Geburtspartner der Gebärenden über die Arbeit mit Schritt #1 – #3 Linderung schaffen
- Mitbehandlung beim *Restless Legs Syndrom*[1]

Bei der Behandlung des unteren Rückens achtest Du darauf, dass deine Patientin auf einem Hocker mit flacher Sitzfläche Platz nimmt. Ihre Beine sollten hüftbreit geöffnet und nicht überkreuzt sein.

Gegebenenfalls kannst Du deiner Patientin ein Bodenkissen unter die Füße legen, damit die Ober- und Unterschenkel im 90°-Winkel stehen und ihr Beckenboden dadurch entspannt ist.

Für alle nun folgenden Schritte sitzt Du im so genannten Kutschersitz hinter deiner Patientin. Damit Du die Griffe mit Leichtigkeit durchführen kannst, stützt Du deine Ellenbogen eine Handbreit vor der Kniescheibe auf deinen Oberschenkeln ab. Nun arbeitest Du mithilfe deiner Körpermechanik: indem Du die Oberschenkel weiter nach außen öffnest, kann Deine Hand automatisch nach außen in Richtung Körperseitenlinie gleiten.

[1] Syndrom der unruhigen Beine

Schritt #1: Becken öffnen

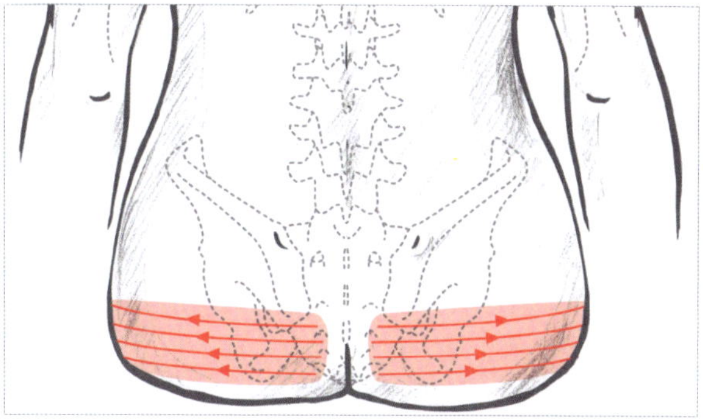

II. Prinzip

Deine Handinnenflächen zeigen zueinander, die Fingerspitzen in Richtung Becken deiner Patientin, die Daumenspitzen sind nach oben gerichtet. Die Fingerhand ist geschlossen, um ein *Cupping* (S. 46) durchzuführen.
Du setzt die Fingerspitzen links und rechts auf der Höhe der *Crena Ani*[1] an.

Etwa eine Handbreit unterhalb des Beckenkamms streichst Du nun die Hüfte aus, die Außenkanten deiner kleinen Finger berühren bei der Streichung die Sitzunterlage.
Durch das Öffnen deiner Oberschenkel, auf denen deine Ellenbogen ruhen, schmiegen sich bei der weiteren Streichung auch die Handflächen an das Gewebe an, mit der Seitwärtsstreichung folgt die ganze Hand und streicht nach außen bis um die seitliche Körperlinie herum.

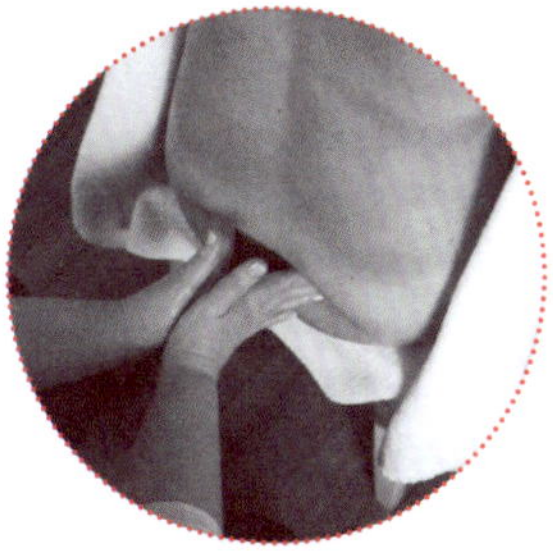

Mit deinen Streichungen nach außen zur Körperseite werden nach dem II. Prinzip Drainage-Kanäle geöffnet, im anschließenden Schritt #2 können die gelösten Schlacken darüber abfließen.

Durch das Überstreichen der Darm-Reflexzonen an den Flanken wird gleichzeitig die Verdauung angeregt.

Denke während des Arbeitens daran, in regelmäßigen Abständen die Temperatur mit deinem Handrücken zu testen. Durch das Halten von kalten Arealen bzw. das Anwenden des I. Prinzips kannst Du die Gewebstemperatur ausgleichen.

[1] vertikal verlaufender Spaltraum zwischen den beiden Gesäßhälften, im Anschluss als Pospalte bezeichnet.

Du visualisierst, wie deine Hände sanft durch das Gewebe gleiten und wie Du dem Kreuzbein Raum gibst und Verspannungen an den Außenkanten des Kreuzbeins und am Iliosakralgelenk löst.

Schritt #2: Becken auskreiseln

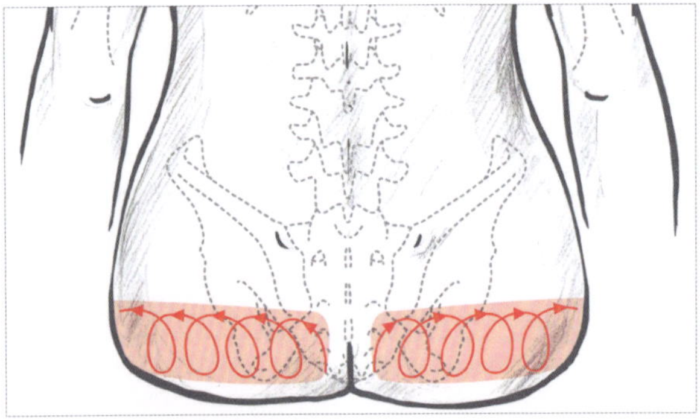

III. Prinzip

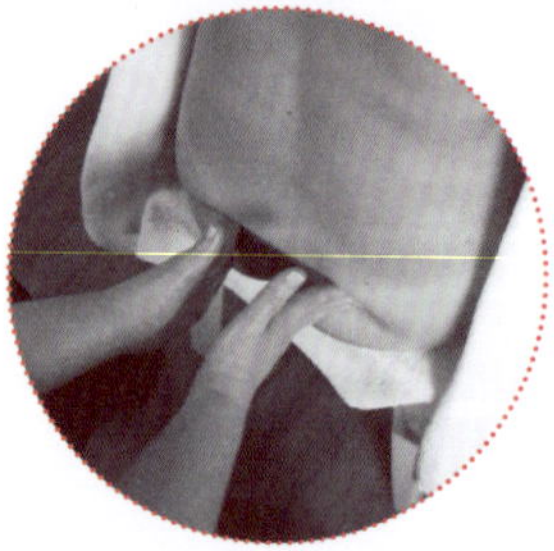

Auf der gleichen Position wie in Schritt #1 setzt Du nun deine Zeige- und Mittelfinger links und rechts der Pospalte an und bearbeitest das Gewebe in sanft kreisenden Bewegungen von unten nach oben und von innen nach außen. Auch bei diesem Schritt zeigen deine Handflächen zueinander.
Die Ausstreich-Bewegungen und Kreiselungen erfolgen möglichst gleichmäßig gleitend durch das Gewebe. Sollte sich das Gewebe nicht homogen anfühlen, löst Du die fühlbaren Gewebsverschlackungen so lange durch kreisende und sanfte Bewegungen mit deinen Zeige- und Mittelfinger, bis sich das Gewebe einheitlich anfühlt. Dann kannst Du wieder zur Ausstreichbewegung von Schritt #1 wechseln.

Du kannst dir das Bindegewebe mit seinen kollagenen Fasern wie ein Fischernetz vorstellen. Durch deine sanften Kreiselungen knüpfst Du die Maschen homogener.

Gerade bei diesem Massageschritt kann deine Patientin am darauffolgenden Tag Muskelkater verspüren, da Du Ansammlungen und Verschlackungen im Gewebe löst. Weise sie daher explizit darauf hin.
Des Weiteren solltest Du deine Patientin anhalten, im Anschluss an die Behandlung genügend Wasser zu trinken, damit die Stoffwechselendprodukte auch ausgeschieden werden können.

Schritt #3: Beckenenergie stärken

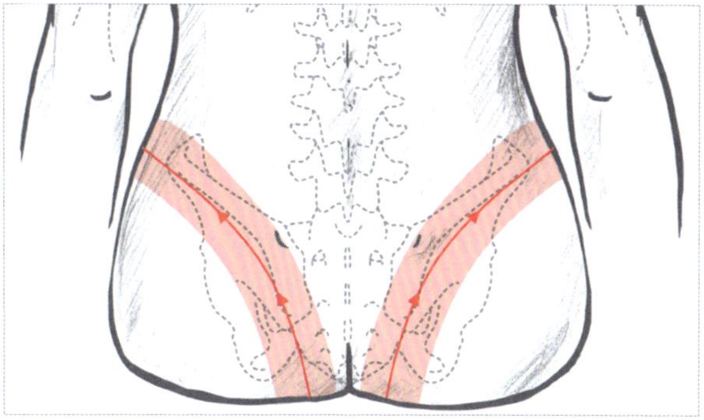

II. Prinzip, IV. Prinzip

Bei der *Cauda Equina*, dem so genannten „Pferdeschweif", handelt es sich um die Ansammlung von Spinalnerven, am Ende des Rückenmarks. Sie entsteht ab dem 3. Entwicklungsmonat durch das ungleiche Längenwachstum von Rückenmark und Wirbelsäule und reicht beim Erwachsenen bis auf die Höhe des 1. bzw. 2. Lendenwirbels.

Für diesen Massage-Teil ist deine Fingerhand zum *Cupping* aneinander gelegt, deine Daumen spreizt Du in 90 Grad ab. Dort, wo die Pobacken deiner Patientin auf der Unterlage aufliegen, setzst Du die Daumen links und rechts neben der Pospalte an. Der Druck ist über den ganzen Spann von Daumen-Schwimmhäutchen-Zeigefinger gleichmäßig verteilt. Du orientierst dich für die Streichung an der Position deines Daumens, der außerhalb des Kreuzbeins ein Kreissegment in Richtung Beckenkamm beschreibt.

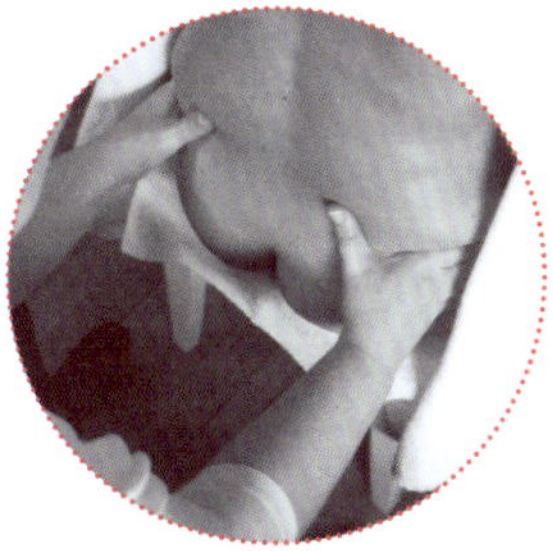

Damit Du diesen Griff ohne großen Kraftaufwand durchführen kannst, ruhen deine Ellenbogen auf den Oberschenkeln, leicht oberhalb deiner Knie, und der Schub für den Massage-Griff kommt aus deinem Oberkörper.

Da diese Behandlungssequenz nach oben arbeitet und somit tonisierend auf die oberen Gewebe wirkt, kann es zu Druckkopfschmerz kommen. Diesen kannst Du nach dem I. Prinzip und berührungsfreiem *Cupping* behandeln, er wird nach wenigen Minuten verschwunden sein.

Stelle dir den Verlauf des Nervengeflechts vor wie die Wurzeln eines Baumes, die Du mit deinen Aufwärtsstreicherungen wässerst und nährst, damit die Baumkrone gedeihen kann.

Anwendung dieses Schrittes:

- zur Lockerung und Deblockierung des Kreuzbeins
- als Teil einer Lumbago[1]-Behandlung

Patientinnen-Stimme
„Ich wollte mich automatisch für die Rückenbehandlung bäuchlings auf die Massagebank legen, denn von einer Behandlung im Sitzen hatte ich bis dahin noch nicht gehört. Aber die sanften Streichungen, vor allem am Kreuzbein entlang sind so wohltuend und entspannend – und gleichzeitig hat man hat das Gefühl, um mehrere Zentimeter zu wachsen. Ich könnte die Beckenbehandlung – trotz Sitzens– stundenlang genießen!“

Schritt #4: Kreuzbein klären

Die keilförmige Knochenplatte, die aus den 5 zusammengewachsenen Kreuzbeinwirbeln besteht, heißt Kreuzbein und bildet den hinteren Teil unseres knöchernen Beckens. Sie ist von zentraler Bedeutung, da sich hier die horizontale Hüftachse und die vertikale Wirbelsäulenachse kreuzen. Ist das darunterliegende Nervengeflecht durch eine ungleiche Belastung des Kreuzbeins betroffen, führt dies zu Schmerzen, die wiederum durch eine entsprechende Schonhaltung Haltungsveränderungen auslösen. Reflektorisch ist das Kreuzbein mit den inneren Beckenorganen verbunden, sodass wir bereits über das Klären des Kreuzbeins auf die weiblichen Geschlechtsorgane positiv einwirken können.

Joseph B. Stephenson behandelt das Dreieck, das von den Lendengrübchen und dem Ansatz der Pospalte begrenzt wird, in kleinen ellipsenartigen Aufwärtsstreichungen, um von der Basis des Menschen her die *Life Force* anzuregen.

[1] Volkstümlich spricht man von Hexenschuss.

Mithilfe sehr sanfter kreisender Bewegungen deiner Daumen befreist Du die komplette Kreuzbein-Region von Kongestionen. Hierbei ist es notwendig, sehr sanft zu arbeiten, um die aus den Wirbellöchern austretenden und nahe der Oberfläche verlaufenden Sakralnerven nicht zu komprimieren.

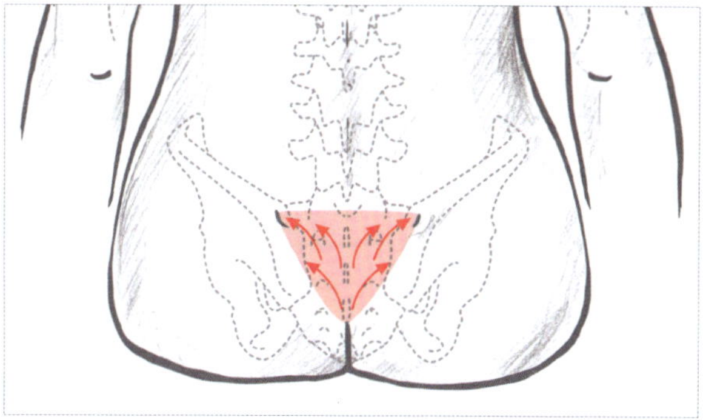

III. Prinzip

Besonders Patientinnen mit einer Östrogendominanz empfinden diesen Behandlungsschritt als sehr wohltuend.

Stelle dir – ähnlich wie dem Öffnen des Terminus in der Lymphatischen Grund-Behandlung (S. 49) – vor, wie das Gewebe unter deinen Daumen dahinschmilzt.

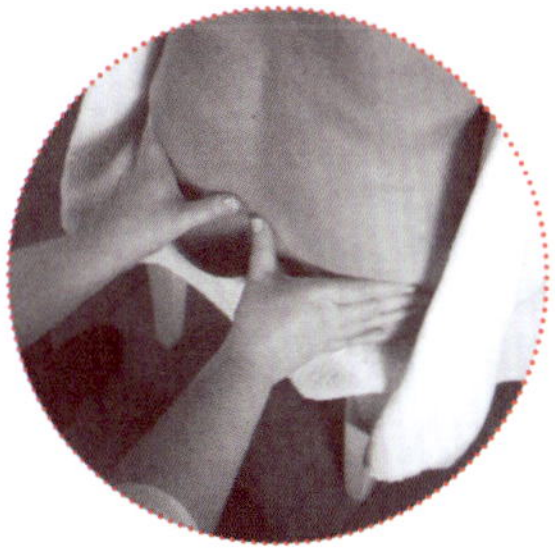

Ausgebildete TFM-Therapeutinnen[1] haben noch weitere Kreuzbein-Behandlungen erlernt (z. B. Ischias-Behandlung, eine spezielle und sehr sanfte Sakral-Behandlung bei Hämorrhoidal-Leiden, die Entlastung des hinteren Beckenbodens sowie des Schultergürtels).
Eine detaillierte Beschreibung würde jedoch den Rahmen dieses Buches sprengen.

Zum Abschluss der Beckenbehandlung gibt es drei einfachen Übungen, die dabei helfen, das Becken wieder gerade zu stellen.

Sie können bei Beschwerden im unteren Bewegungsapparat bereits als „Erste Hilfe zur Selbsthilfe" dienen und bequem zuhause durchgeführt werden.

Als Leserin dieses Buches hast Du die Möglichkeit dir die Übungen unter www.therapeutischefrauenmassage.de/BW_uebungen zuschicken zu lassen. Benutze hierfür diesen Code: TFM_3*BW!

[1] Eine Liste zertifizierter TFM-Therapeutinnen befindet sich im Ressourcen-Teil und auf der Website www.therapeutische-frauenmassage.de .

Schilddrüsen-Behandlung

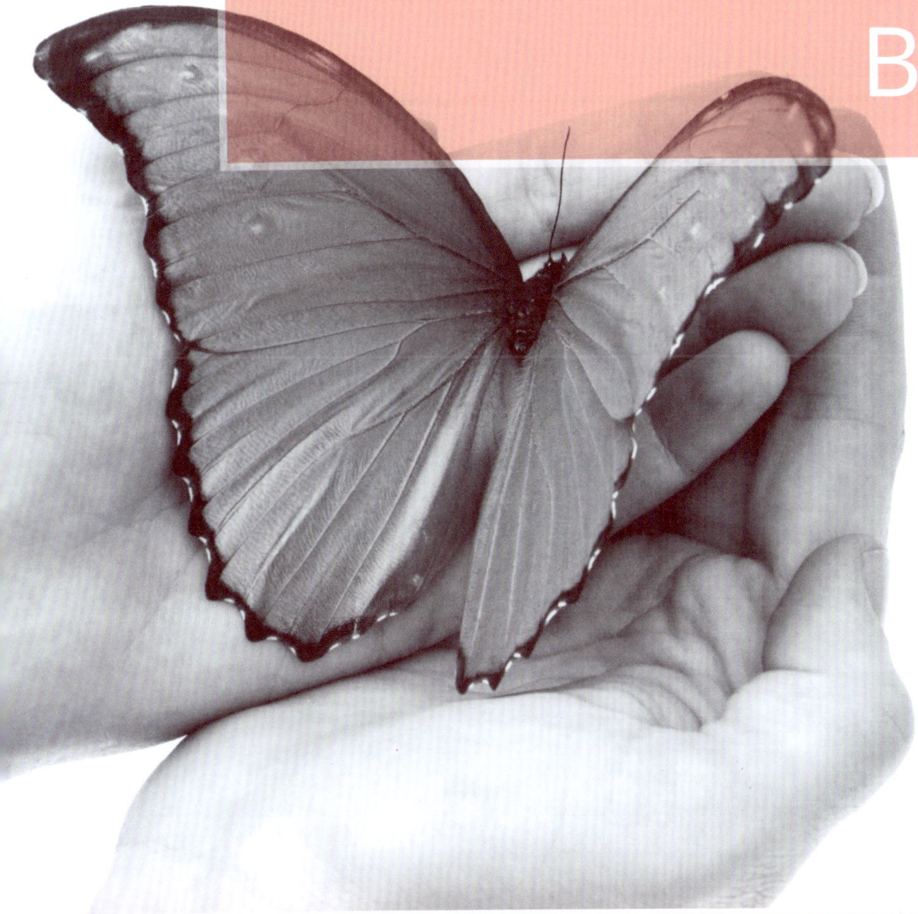

„Die Fähigkeit, das Wort „Nein" auszusprechen, ist der erste Schritt zur Freiheit."

~ *Nicolas Chamfort*

Die kleine, schmetterlingsförmige Drüse unterhalb des Kehlkopfes ist Taktgeberin für unser Endokrinum[1] – sie bildet Hormone, die in zahlreiche Körperfunktionen eingreifen. So beeinflussen ihre Hormone zum Beispiel unsere Verdauung, unseren Schlaf, die Fettverbrennung, unser Herz und die Psyche.

Ist unser metabolischer Schrittmacher durch Jodmangel, eine Entzündung oder chronischen Stress aus dem Takt geraten, kann die Schilddrüse ihrer Funktion nicht mehr richtig nachkommen, was sich folglich auf viele Vorgänge in unserem Organismus auswirkt.

Joseph B. Stephenson hatte, als er seine Methode im späten 19. Jahrhundert entwickelte, von Hormonen und deren Wirkweise noch keine Kenntnis. Er erkannte jedoch den wichtigen Zusammenhang zwischen Schilddrüse und Herz: Seiner Vorstellung und Visualisierung nach produziert die Schilddrüse ein Öl, das über einen Verbindungsgang zwischen den ableitenden Gefäßen der Schilddrüse und dem 1. Herzpunkt das Herz ölt und nährt.

Betrachtet man diese Massage-Einheit näher, so wird nach dem Klären des sogenannten „emotionalen Herzpunktes" am Rücken und der Drainage in Richtung Nieren und Venenwinkel in einer Scheibenwischer-Bewegung das Brustbein überstrichen. Auffällig ist hierbei, dass die Schilddrüse in der kompletten Behandlung überhaupt nicht berührt wird, sondern über dem Areal des Thymus, dessen Gewebe sich retrosternal[2] befinden, gearbeitet wird.

Damit das von Stephenson visualisierte Öl ins Herzen tropfen kann, wird der 1. Herzpunkt dann im Uhrzeigersinn genährt.
Die Einheit schließt mit einer weiteren Drainage des emotionalen Herzpunktes am Rücken ab, ohne dass dieser jedoch ein zweites Mal berührt wird.

[1] Gesamtheit des Hormonsystems [2] hinter dem Brustbein lokalisiert

Bewährt hat sich die Schilddrüsen-Behandlung:

- bei Funktionsstörungen der Schilddrüse und Dysbalancen der Schilddrüsenhormone
- durch die Nähe zum Thymus auch bei immunologischen Geschehen
- den Kinderwunsch begleitend, denn oftmals ist – selbst bei Werten, die labortechnisch (noch) der Norm entsprechen – eine latente Unterfunktion der Schilddrüse vorhanden, die der Erfüllung des Kinderwunsches entgegensteht
- als Teil des Bluthochdruck-Schemas, das TFM-Therapeutinnen in ihren Behandlungen anwenden

Fühlt sich das Areal über der Schilddrüse und dem Brustbein heiß an oder liegt eine akute Entzündung der Schilddrüse vor, darf die Schilddrüsen-Behandlung nicht durchgeführt werden.

In diesem Fall arbeitest Du ausschließlich berührungsfrei nach dem I. Prinzip mit dem *Cooling*-Griff (⇢ S. 24).

Die Behandlung der Schilddrüse bietet sich im Anschluss an die Lymphatische Grund-Behandlung (⇢ S. 49) an und sollte, sofern es keine spezielle Indikation dafür gibt, alle 4 Wochen in die Behandlungsabfolge mit integriert werden. Die Schilddrüsen-Behandlung verbessert die Zellfunktion und beeinflusst den Metabolismus positiv.

Eine Schilddrüsen-Behandlung muss immer mit einer Herz-Behandlung (⇢ S. 127) in der gleichen Massage-Sequenz kombiniert werden.

Auffinden des „emotionalen Herzpunktes"

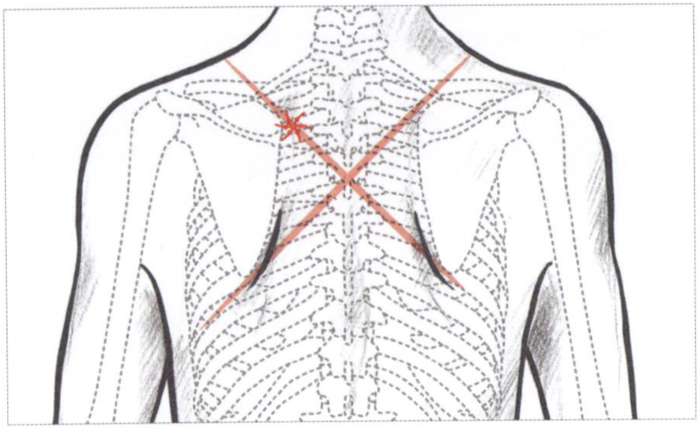

Der emotionale Herzpunkt, von Stephenson auch als *6th Heart Spot* bezeichnet, liegt einen Fingerbreit unterhalb der inneren, oberen Kante des linken Schulterblattes.

Falls Du den Herzpunkt nicht als kleine Vertiefung oder eine Hautschattierung bereits sehen kannst, findest Du ihn, indem Du jeweils eine Diagonale zwischen der Oberkante des einen zur Unterkante des anderen Schulterblatts ziehst.

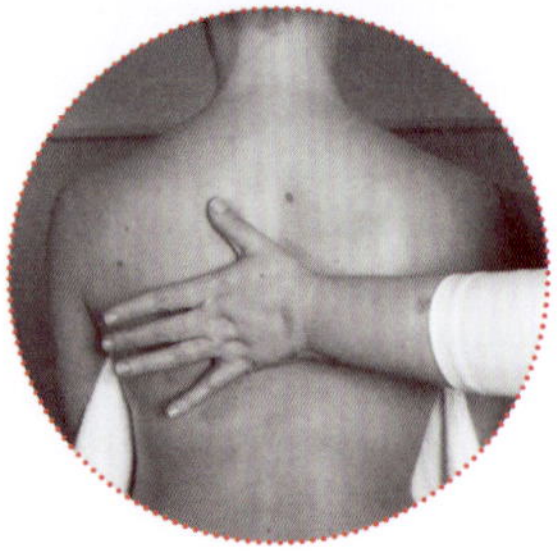

Dort wo beiden Linien die Wirbelsäule kreuzen, legst Du, auf der rechten Körperseite deiner Patientin stehend, das Daumengrundgelenk deiner linken Hand auf, wobei dein Daumen auf der Wirbelsäule ruht und zunächst nach oben zeigt. Diese Position wäre als Stundenzeiger der Uhr die Zwölf.

Indem Du deinen Daumen nun auf die 11 Uhr-Position nach links bewegst, zeigt deine Daumenspitze auf den emotionalen Herzpunkt.

Schritt #1: Emotionalen Herzpunkt klären

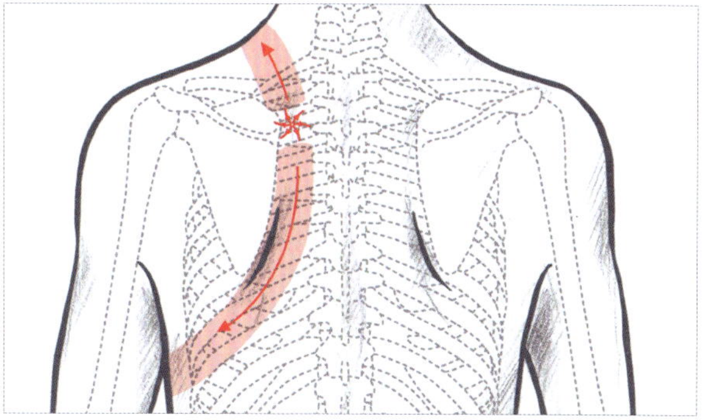

II., III. Prinzip — Max. 1 Min. *Feathering*

Du stehst auf der rechten Seite deiner Patientin und beginnst die Schilddrüsen-Behandlung mit der Klärung des emotionalen Herzpunktes.
Joseph B. Stephenson bezeichnet die zupfenden und aus der Mitte des Punktes in die Peripherie heraus federnden Bewegungen, die Du mit der linken Daumenspitze ausführst als *Feathering*.

Während des *Featherings* ruht deine linke Fingerhand aufgestellt und mit abgespreizten Fingern auf dem linken Schulterblatt deiner Patientin und dient dazu den Griff zu stabilisieren.

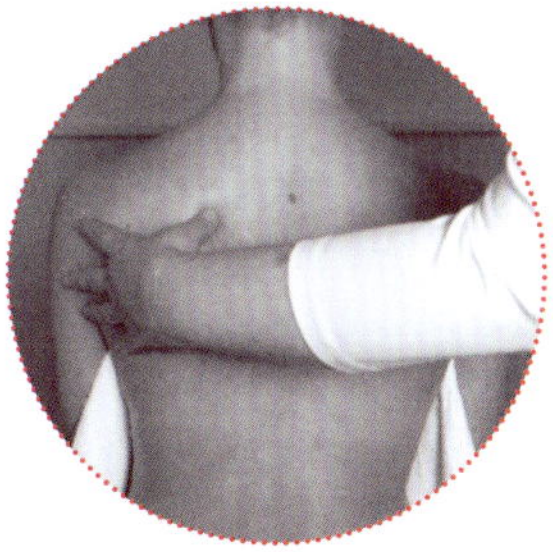

Mit der Zeigefingerkante deiner rechten Hand kannst Du gegebenenfalls gleichzeitig den Puls an der Carotis kontrollieren.

Beim *Feathering* arbeiten wir über der Head'schen Herzzone. Dieser Punkt wird von Stephenson nicht grundlos als „emotionaler Herzpunkt“ bezeichnet: Lastet deiner Patientin emotionaler Ballast auf den Schultern, ist es möglich, dass diese sanften Kreiselbewegungen sie zu Tränen rühren können. Lies hierzu auch das Kapitel Blockadenlösung auf S. 31.

Im Anschluss an die federnde Daumenbewegung öffnest Du um das linke Schulterblatt deiner Patientin nach dem II. Prinzip einen Drainagekanal und streichst die gelösten Kongestionen mit der geschlossenen Fingerhand nach unten in Richtung Nieren bzw. nach oben in Richtung Terminus aus.

Visualisiere, wie Du mit dem *Feathering* für deine Patientin Belastendes aus dem emotionalen Herzpunkt löst und es mit deinen Streichungen in Richtung Niere und Venenwinkel abfließen lässt.

Bei der nun anschließenden Schilddrüsen-Behandlung muss das gesamte Brustbein sehr gut einölt werden, damit die Finger mit großer Leichtigkeit darüber gleiten können. Es kann nötig sein, während der insgesamt 7-minütigen Behandlung nachzuölen.

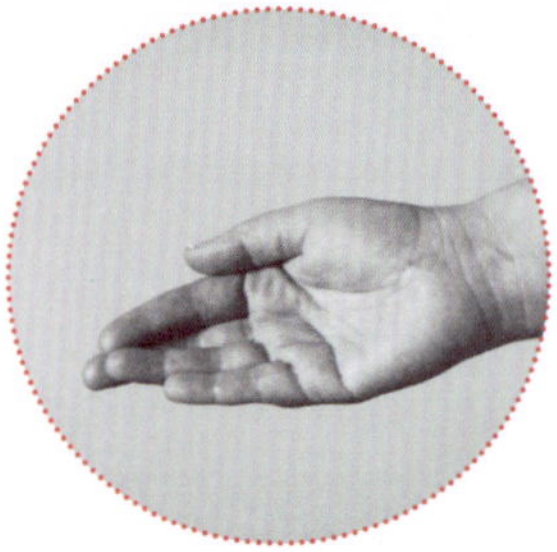

Für diesen Schritt der Schilddrüsen-Behandlung gibt es einen besonderen Griff: Das sogenannte *Double Stroking*, bei dem sich dein rechter Zeige- und dein rechter Ringfinger an ihrem Nagelfalz berühren. Dein Mittelfinger liegt locker darüber.
Hierbei ist es wichtig, dass Du deine Hand locker hältst und Du nicht zu viel Spannung aufbaust.

Bis Du dich an die Handhaltung gewöhnt hast, kann es bei den ersten Behandlungen bequemer sein, den Mittelfinger an der Außenseite des Ringfingernagels zu fixieren, damit der *Double Stroking* Griff während der 7-minütigen Behandlung besser gehalten werden kann.

Achte des Weiteren darauf, dass Du bei der nun folgenden Wischer-Bewegung den Kehlkopf deiner Patientin bei der Aufwärtsbewegung nicht berührst, denn dies könnte zu einem beklemmenden Gefühl führen.

Schritt #2a: Die Schilddrüse klären

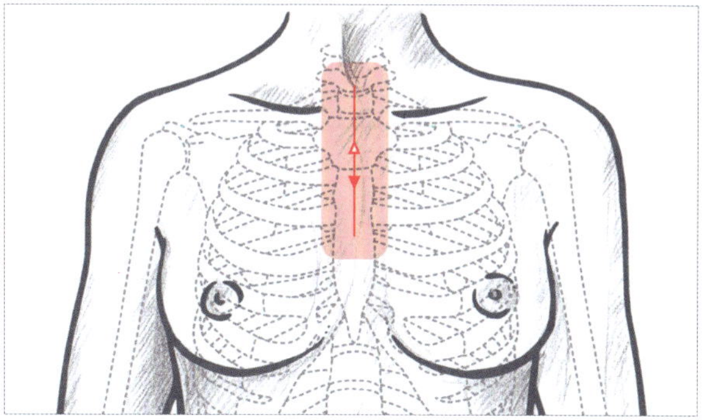

II., III. Prinzip 7 Min.

Du stehst rechts auf Schulterhöhe deiner Patientin, deinen Oberarm fixierst Du am Körper, die Bewegung des *Double Strokings* wird mit dem gesamten Unterarm geführt und nicht aus dem Handgelenk.

Der *Double Stroking* Griff wird unterhalb der Halsgrube angesetzt, die Bewegung wird in einer langen, gleitenden Bewegung bis etwa zur Hälfte des Brustbeines und dann wie ein Scheibenwischer wieder nach oben geführt.
Das Augenmerk dieser Wischbewegung liegt auf der Abwärtsbewegung, damit das von Stephenson visualisierte Öl auch Richtung Herz transportiert wird. Hierbei ist der Druck sehr sanft und auch bei der Aufwärtsstreichung bleibt der Hautkontakt bestehen.

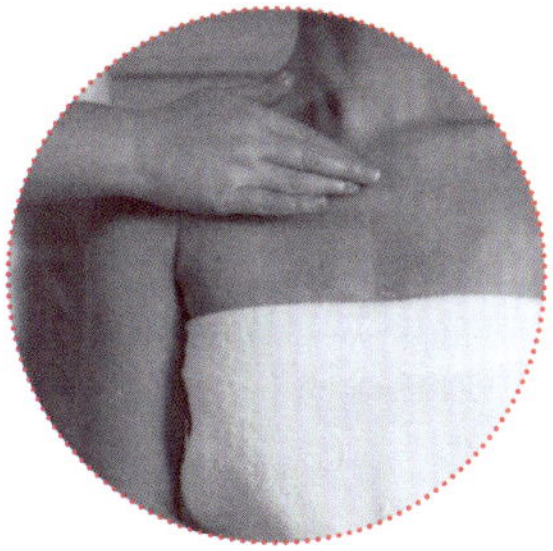

Das *Double Stroking* arbeitet in einer Frequenz von 150-200 Bewegungen pro Minute.

Ab und an unterbrichst Du die Scheibenwischerbewegung der rechten Hand und nährst den 1. Herzpunkt mit einer kleinen, stehenden Kreiselung im Uhrzeigersinn.

Visualisiere hierbei wie das Öl über den geöffneten Herzpunkt ins Herz tropfen kann.

Schritt #2b: Das Herz nähren

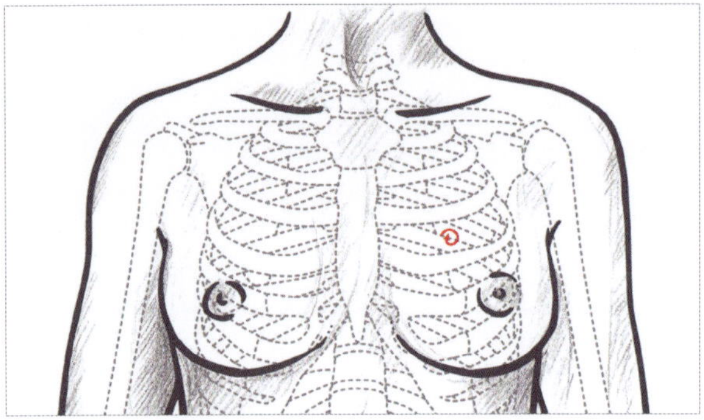

III. Prinzip

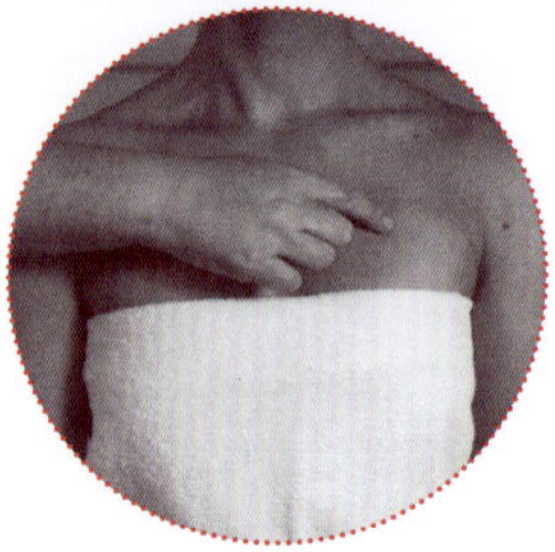

Der 1. Herzpunkt befindet sich im oberen inneren Quadrant der linken Brust im 4. Interkostalraum (ICR), als Orientierung dient dir die Mitte des Schlüsselbeins.

Wenn Du die Finger deiner rechten Hand leicht abspreizt und den Zeigefinger unterhalb des Schlüsselbeins positionierst, zeigt die Spitze des Ringfingers auf den 1. Herzpunkt.

Für wenige Sekunden (1-3 Kreiselungen) wird der 1. Herzpunkt im Uhrzeigersinn sehr sanft mit der Spitze des Zeigefingers genährt. Bei diesen fast nicht sichtbaren Kreisbewegungen handelt es sich um einen „stehenden Kreis", d. h. der Finger bewegt sich nicht auf der Haut und das Areal ist scharf begrenzt.

Anschließend nimmst Du die beschwingte Bewegung des *Double Stroking* wieder auf.

Anleitung zur Selbstmassage

! Solltest Du diesen Schritt der Schilddrüsen-Behandlung selbst anwenden wollen, halte im Vorfeld wegen des zeitlichen Abstands der einzelnen Schilddrüsen-Behandlungen, Rücksprache mit einer TFM-Therapeutin.

Führe diese Behandlung zwingend morgens durch und schließe an das *Double Stroking* (Schritt #2a) und das Nähren des 1. Herzpunktes (Schritt #2b) immer den ersten Teil der Herz-Behandlung (S. 85) an.

Schritt #3: Den emotionalen Herzpunkt klären

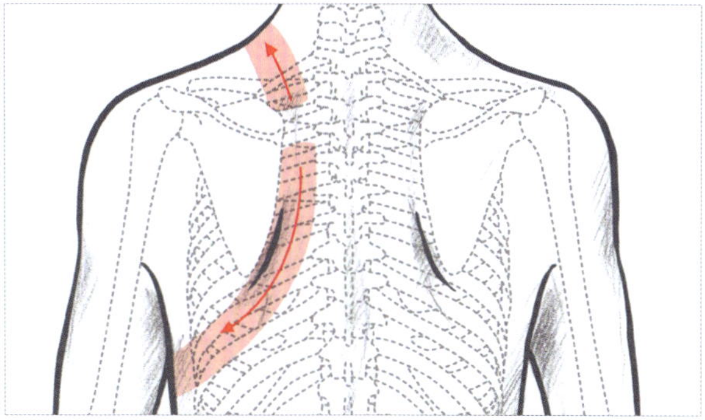

II. Prinzip

Für den anschließenden Schritt stehst Du, wie bereits bei Schritt #1 der Schilddrüsen-Behandlung (S. 81) beschrieben, wieder auf der rechten Seite deiner Patientin.

Du arbeitest um den emotionalen Herzpunkt herum, ohne diesen selbst zu berühren.

Führe die sanften Drainagebewegungen nach oben in Richtung Venenwinkel sowie nach unten um das Schulterblatt herum in Richtung der Niere durch.

Visualisiere, wie weitere gelöste Emotionen über die Sogwirkung deines *Cuppings* abfließen können.

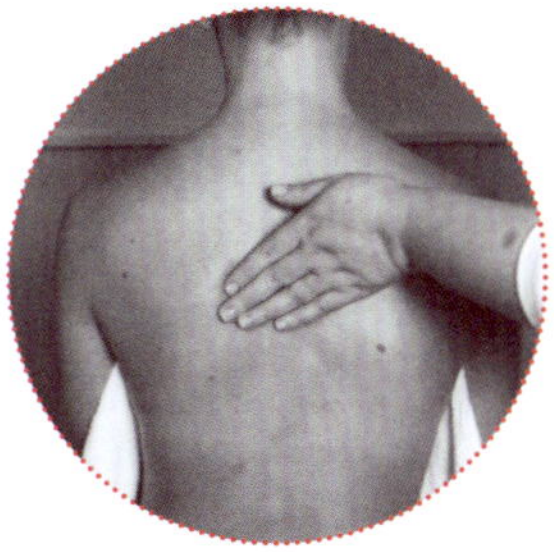

Massage in Rückenlage

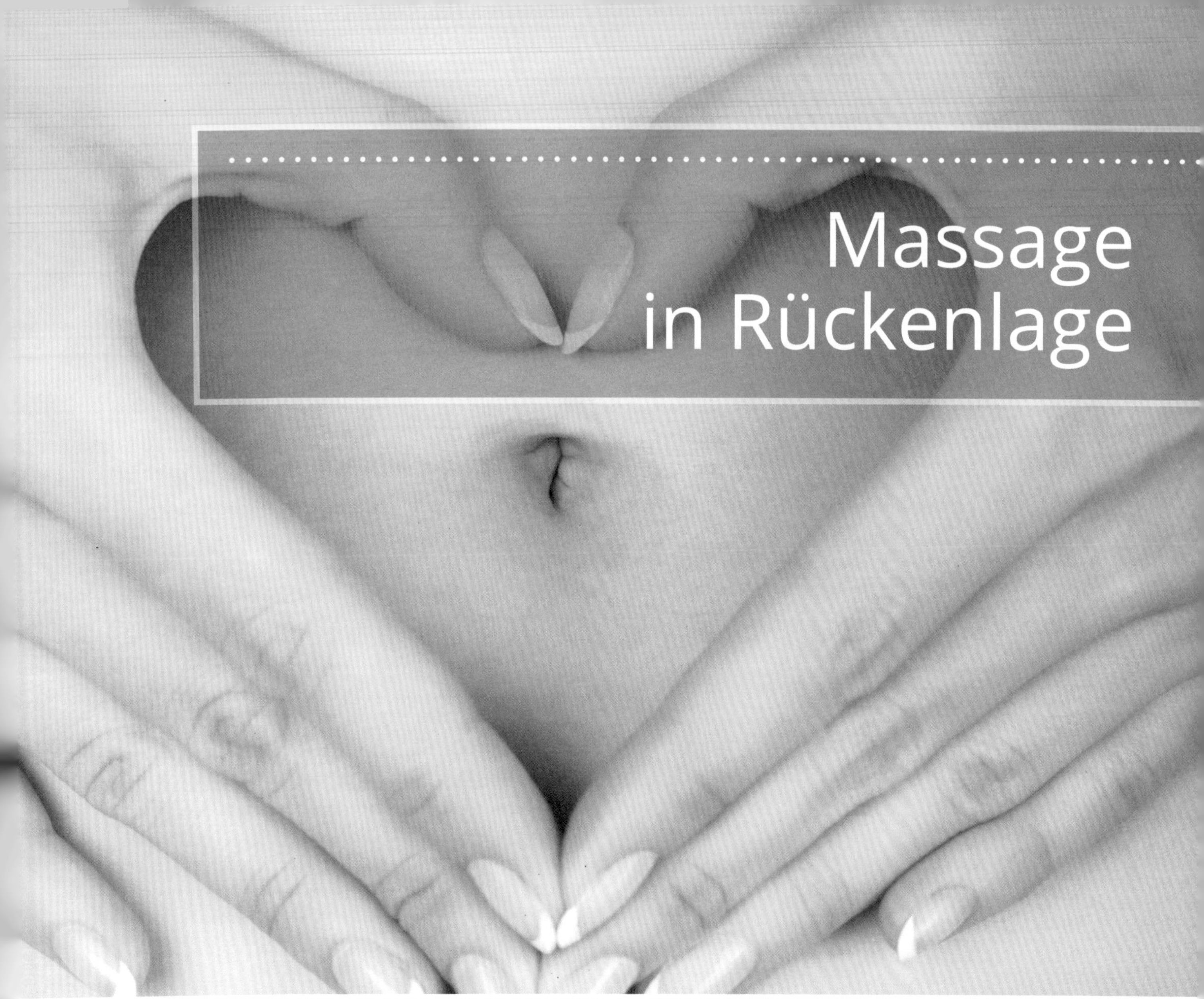

„Die Mitte ist überall."

~ Friedrich Wilhelm Nietzsche

Unsere Fortpflanzungsorgane, Teile des Darms und wichtige Nervengeflechte, denen die Wissenschaft den Begriff „Bauchgehirn" zugesprochen hat, liegen gut geschützt im Becken. Uns Frauen wird nachgesagt, dass wir gerne „mit dem Bauch denken" – und in der Tat, von diesem emotionalen Zentrum und Ort unserer weiblichen Kreativität kommt wohl unser „Bauchgefühl".

Unsere Mitte hat Leonardo da Vinci schon im vitruvianischen Menschen dargestellt und in den verschiedenen Lehren hat sie ihre eigenen Bezeichnungen: aus dem Daoismus stammt der Begriff des *„Dantian"* für den energetischen Schwerpunkt des Menschen, in der TCM wird der Akupunkturpunkt KG6[1], der sich zwei Fingerbreit unterhalb des Nabels befindet, als „Meer der Energie" bezeichnet; im Japanischen trägt dieses Zentrum und die geistige Mitte den Namen *„Hara"*.

Auf Höhe des Beckenkamms befindet sich zentral unser Bauchnabel. Über die Nabelschnur waren wir im Uterus an die Plazenta und damit an unseren „mütterlichen Mikrokosmos" angebunden. Schon in der Phase unserer Entstehung spielte der Nabel die Rolle des Austauschs mit unserer Umwelt – körperlich wie emotional.

Aus diesen Gründen ist es verständlich, dass äußere sowie innere Einflüsse auf die Energie im kleinen Becken wirken können: Die Gewebe des kleinen Beckens haben Emotionen und möglicherweise auch Konflikte oder psychische Traumata gespeichert. Diese Speicherungen wirken sehr individuell nach. Sie können etwa vom Sauberkeitstraining in der Kindheit herrühren, durch ein in unserer Erziehung vermitteltes Schamgefühl bezüglich der Genitalien bis hin zum Schmerzgedächtnis einer traumatisch empfundenen sexuellen Erfahrung; auch medizinische Eingriffe und daraus resultierende Verletzungen im Gewebe sowie Narben hinterlassen Spuren und können zu Blockaden der *Life Force* führen, die wir über das sanfte Arbeiten am Bauch wieder in den Fluss bringen können.

[1] Konzeptionsgefäß, auch als Sympathikus-Meridian oder Dienergefäß bezeichnet

! Sei dir als Therapeutin stets darüber im Klaren, dass sich allein durch das Auflegen deiner Hand vor Beginn des Arbeitens und durch das Berühren des Schambeins Blockaden lösen und Tränen fließen können (S. 31).

Lagerung

Während der erste Teil der TFM-Behandlung im wahrsten Sinne des Wortes eine Massage-Sitzung war, darf deine Patientin zur Durchführung der Bauchmassage liegen und eine bequeme Rückenlage einnehmen.

Achte bei der Lagerung darauf, dass die Beine parallel liegen. Eine Knierolle oder eine fest gewickelte Decke unterstützen die Lagerung und sorgen für eine entspannte Bauchmuskulatur.

Bei der Behandlung der Körpervorderseite arbeiten wir uns im Gewebe sanft durch die einzelnen „Schichten":
Die Lotos-Massage (S. 97) dient der ersten Kontaktaufnahme mit dem Bauch. Die Drainagegriffe, denen die Zentrier-Bewegung folgt und auch die Blasen-Behandlung (S. 109) werden mit ein wenig stärkerem Druck im Gewebe ausgeführt. Beim Gebärmuttergriff (S. 115) taucht deine Hand am tiefsten in den Bauchraum ein, allerdings handelt es sich hierbei um einen passiven Griff und wir achten genau auf die Bauchspannung der Patientin.

Jeder Bauch besitzt eine natürliche Abwehrspannung, daher gehe bei der ersten Kontaktaufnahme ganz behutsam vor. Du wirst mit jedem Mal feststellen, dass sich die Abwehrspannung verringert und Du mit deinen Massagegriffen von Mal zu Mal tiefer in den Bauchraum sinken kannst.

Wenn Du im kleinen Becken Blockaden löst und sich der Bauch dabei überhitzt, solltest Du das I. Prinzip anwenden: Du schöpfst abwechselnd mit deinen zur Hohlhand geformten Händen Hitze, Kongestionen, Blockaden aus dem Bauchraum ab und bringst die stagnierte *Life Force* wieder in den Fluss.

Leite hierbei die Energie möglichst an dir vorbei und nicht auf dich.

Visualisiere zusätzlich, wie sich durch das berührungsfreie *Cupping* die Strukturen unter deinen Händen positiv verändern und das Gewebe sich entspannt und wieder gleichmäßig durchblutet wird.

Du stehst bei allen nun folgenden Massageteilen der Körpervorderseite auf der rechten Seite deiner Patientin und arbeitest vornehmlich mit der rechten Hand.

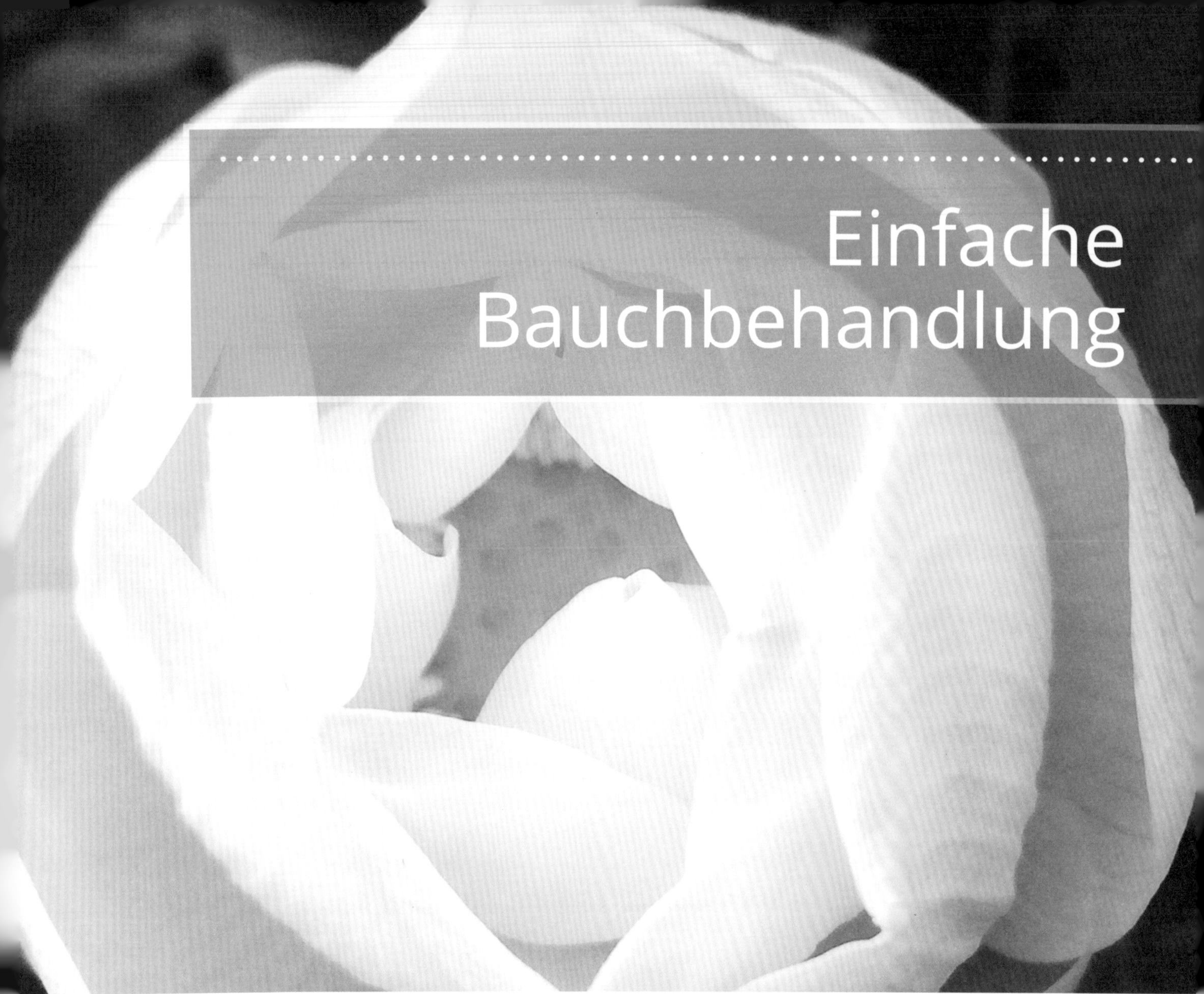

Einfache Bauchbehandlung

„Eine Frau ohne Bauch ist wie ein Himmel ohne Sterne.“

~ Orientalisches Sprichwort

Creative Healing Begründer Joseph B. Stephenson nannte diesen wichtigen Massage-Schritt *Abdominal Toning*. Er wird gerne in Assoziation mit den zentrierenden Aufwärtsstreichungen auch als Lotos-Massage bezeichnet, da die Hände in ihrer Bewegung die Form einer Lotos- bzw. Seerosenblüte beschreiben: ein breiter Blütenboden, um den sich behutsam die Kronblätter schmiegen.

Bewährte Anwendungsbereiche für die einfache Bauchbehandlung:

- Anregung des Lymphflusses der unteren Extremitäten und bei geschwollenen und schweren Beinen, gerade auch während der Schwangerschaft
- zur Entschlackung des Beckens
- zur Förderung des Selbstvertrauens der Patientin
- bei Verstopfung
- bei Blähungen
- zur besseren Wahrnehmung der inneren Mitte, damit ein neues Bewusstsein für den Körper entstehen kann
- bei regelmäßiger Anwendung zur Ausmodellierung der Taille
- als Hilfe bei Wechseljahresbeschwerden
- begleitend bei *Restless-Legs*-Syndrom

Schritt #1: Lotos-Massage

Die Lotos-Massage kann auch als „Grund-Behandlung des Bauches" bezeichnet werden. Sie besteht aus Längsstreichungen in Aufwärtsrichtung. Du massierst ausschließlich mit der rechten Hand.

Du stehst auf Hüfthöhe deiner Patientin mit ihr zugewandtem Blick.

Bevor Du mit der eigentlichen Massage beginnst, trägst Du Olivenöl auf, das Du in deinen Händen anwärmst und prüfst gemäß dem I. Prinzip mit deinem Handrücken die Temperatur am Bauch. Falls nötig, wendest Du den *Cooling*-Griff an.

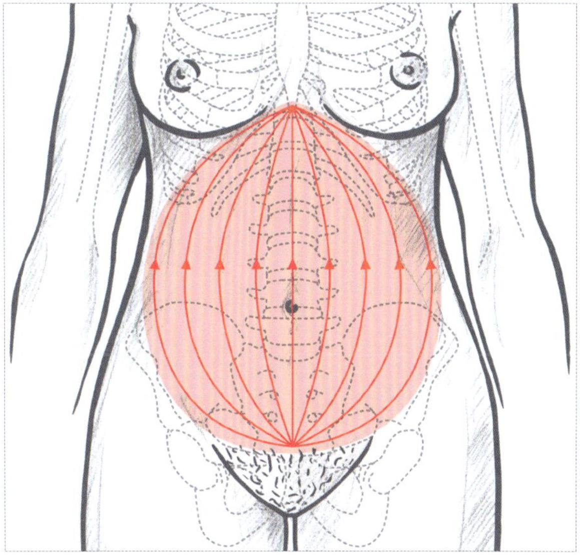

II. Prinzip

Fühlt sich das Gewebe nach der Anwendung des *Cooling*-Griffes nicht signifikant kühler an, hörst Du bitte mit der Bauchbehandlung auf: In sehr seltenen Fällen handelt es sich in einem solchen Fall um ein entzündliches Geschehen (z. B. Appendizitis), so dass Du, sofern Du weiter massieren würdest, im schlimmsten Falle eine Peritonitis[1] heraufbeschwören würdest.

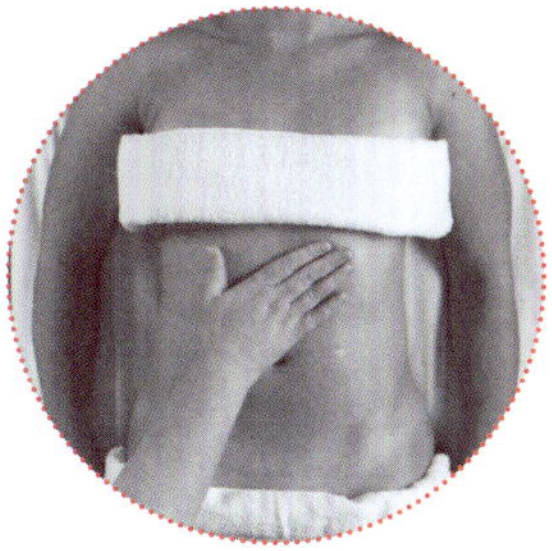

Deine rechte Hand arbeitet jeweils von der Symphyse bis zum Brustbein aufwärts. Für die Streichungen sind Daumen und Zeigefinger zunächst abgespreizt. Du beginnst die Streichung mit aufgesetztem Daumen und Zeigefinger und mit dem Schwimmhäutchen, das gleichzeitig den Griff führt, auf der gedachten Körpermittellinie.
Mit der Fortsetzung der Streichung nach oben folgt der Rest der Hand, wobei die Fingerhand geschlossen ist. Der sanfte Druck liegt dabei aber weiterhin auf dem angespannten Schwimmhäutchen.

[1] Bauchfellentzündung

Oberhalb des Nabels beginnst Du deine Hand langsam wieder zu schließen. Die Streichung endet am Brustbein, das am Xiphoid[1] von Zeige- und Mittelfinger berührt wird.
Deine nächste Streichung beginnst Du wieder mittig von der Symphyse aus. Nun führt das Schwimmhäutchen die Streichung von der Mitte des Schambeins bis zum Schwertfortsatz in einem größeren Bogen nach rechts. So arbeitest Du den Bauchraum in Bögen von rechts über die Mitte nach links aus.

➔ Arbeite stets von der Mitte der Symphyse beginnend wieder zur Mitte, am Brustbein endend.

Dieser Massage-Schritt dient einer ersten sanften Kontaktaufnahme und findet seinen Einsatz:

- zur Entspannung
- zur Förderung der Verdauung durch das Überstreichen des Darmpakets
- zur Fastenunterstützung
- als Mitbehandlung in der Schwangerschaft bei „tiefliegender Plazenta"
- im Wochenbett zur Verbesserung des Tonus der Bauchhaut
- zum sanften Lösen von Verklebungen und Verwachsungen im Bauchraum
- in Kombination mit der Leber- und Pankreas-Behandlung durchgeführt zur verbesserten Verdauung und Regulierung der Darmfunktion

Patientinnen-Stimme
„Ich bin total kitzlig am Bauch und war deswegen äußerst skeptisch, was die Bauchbehandlung anging. Bei den ersten Berührungen der Taille hätte ich am liebsten abgebrochen, aber zu meiner echt großen Verwunderung hat das Kitzeln nach ein paar Minuten nachgelassen und ich konnte die Massage dann auch genießen. Bei jeder Behandlung ist das Kitzeln am Anfang noch kurz da, hört dann aber auf, weil ich mich auf die Streichungen von rechts nach links verlassen kann."

[1] Schwertfortsatz, unterster Teil des Brustbeins

Visualisiere den Bauchraum deiner Patientin als Blütenblätter der Seerose und die Symphyse als den Blütenboden. Wie die geschlossenen Blütenblätter um den Blütenboden aneinander schmiegen, überstreichst Du nun den Bauchraum.

Anleitung zur Selbstmassage

Du liegst bequem auf dem Rücken, durch die Knierolle oder einer gerollten Decke unter deinen Knien ist deine Bauchmuskulatur entspannt.

Du setzt das Schwimmhäutchen deiner rechten Hand auf dem Schamhügel an und streichst dann nach oben bis zum Brustbein. Dort schließen sich Daumen und Zeigefinger.

Schritt #2: Seitliche Beckendrainage

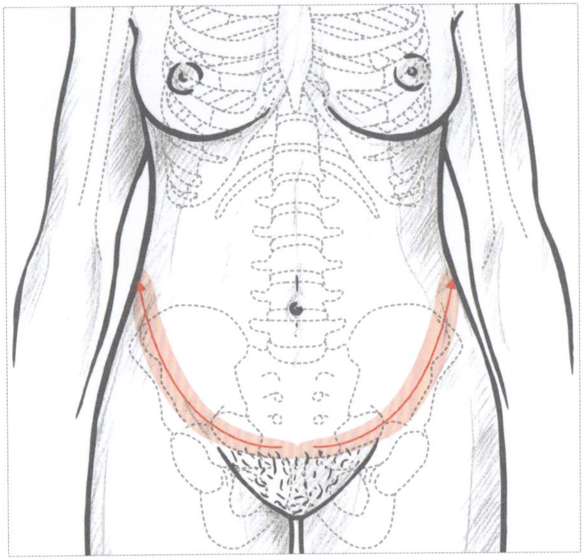

II. Prinzip (L) ○

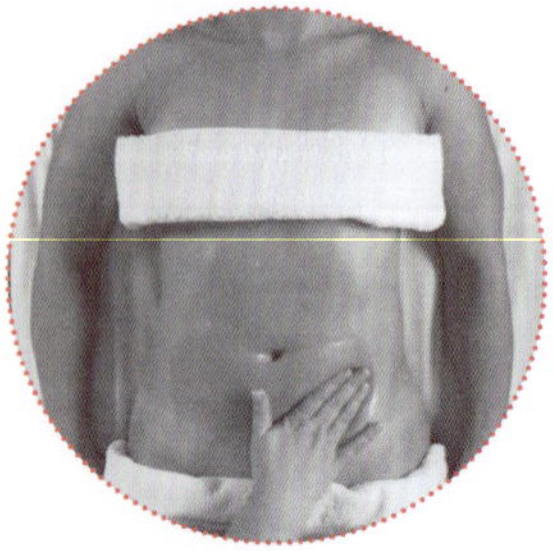

Bevor Du diesen Griff anwendest, erfragst Du den Zyklustag deiner Patientin. Sollte sie sich in der frühen zweiten Zyklushälfte befinden ist es möglich, dass eine Befruchtung stattgefunden hat. In diesem Fall könntest Du mit der Drainagestreichung das befruchtete Ei, das sich auf dem Weg in Richtung Gebärmutter befindet, wieder nach oben in Richtung Eierstock streichen und damit möglicherweise eine Eileiterschwangerschaft provozieren.

Dieser Griff sollte deshalb nicht in der frühen 2. Zyklushälfte angewendet werden!

Du stehst auf Hüfthöhe deiner Patientin. Damit deine rechte Hand gut auch zur linken, von dir abgewandten Körperseite deiner Patientin gleiten kann, sollte deine Patientin nahe an der dir zugewandten Bankkante liegen.

Die Streichung am inneren Beckenknochen erfolgt jeweils mit der Fingerhand deiner rechten Hand. Du beginnst die Streichung an der Symphyse und endest, wenn dein Mittelfinger die Auflage berührt.

Zur Orientierung dient dir auf der linken Körperseite deiner Patientin der kleine Finger deiner rechten Hand, der an der Außenkante des Beckenknochens streicht.
Auf der anderen Seite liegt der Beckenknochen zwischen Daumen und Zeigefinger.
Du überstreichst mit diesem Griff sowohl die Eileiter als auch die Gonaden.

Visualisiere, wie Du entlang des inneren Beckenknochens über den Lymphknoten der Leiste einen Drainage-Kanal öffnest, der die im kommenden Schritt #3 gelösten Kongestionen in Richtung Nieren abtransportiert.

Anwendung der seitlichen Beckendrainage:

- zur Entstauung des Beckens
- als Teil einer fruchtbarkeitssteigernden Behandlung
- bei Hydrosalpinx[1] (→ S. 142)
- bei Ödemneigung[2] in den unteren Extremitäten (z. B. in der Schwangerschaft)

[1] Stauung eines serösen Sekrets im Eileiter
[2] Schwellung des Gewebes aufgrund von Lymph-Einlagerung

Schritt #3: Anregen des Lymphflusses

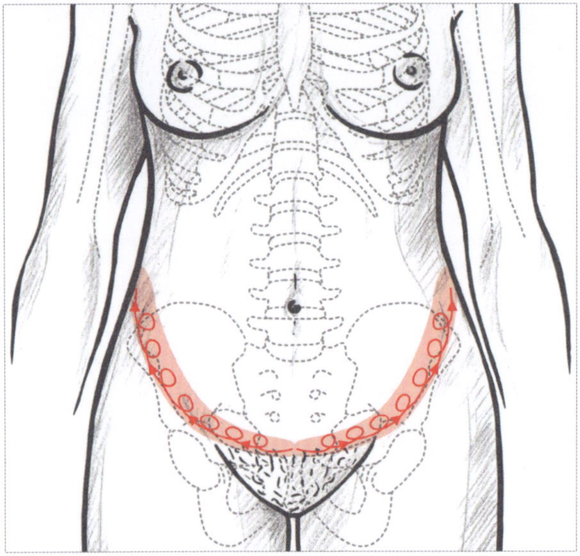

III. Prinzip

Durch die sanften Kreiselungen am inneren Beckenknochen entlang löst Du Stoffwechselschlacken und bringst die Beckenlymphe in den Fluss.

Du arbeitest die Kreiselungen mit Zeige- und Mittelfinger deiner rechten Hand von der Symphyse beginnend jeweils nach außen in Richtung Beckenkamm.

Visualisiere, wie sich unter deinen Fingerspitzen die Schlacken sanft lösen.

Schritt #2 und Schritt #3 der einfachen Bauchbehandlung werden abwechselnd mit der Lotos-Massage (Schritt #1) durchgeführt, um einen guten Lymphfluss zu gewährleisten.

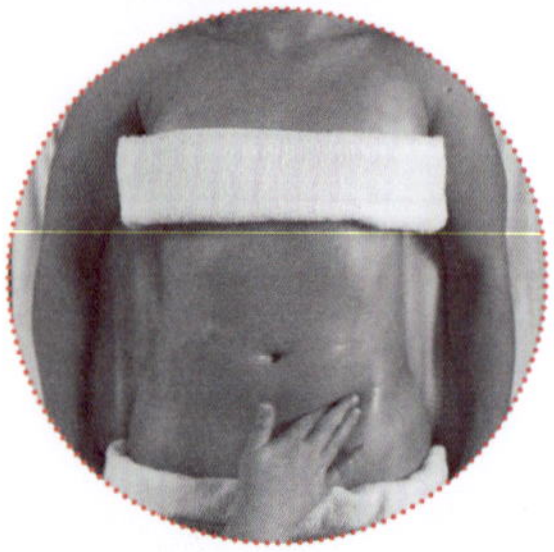

Bewährte Anwendungsbereiche für die seitliche Drainage:

- bei Ödemen der unteren Extremitäten
- bei Endometriose (S. 142)
- bei Myomen (S. 147)
- zusätzlich überall dort, wo am Unterbauch auffällige Strukturen sind (z. B. Narbengewebe)

Schritt #4: Zentrieren der Energiebahnen

Entlang der *Linea Alba* – dort wo normalerweise der „Reißverschluss“ der Hose zu liegen kommt, zentrierst Du den Fluss der Energie(bahnen) von der Schambeinkante bis zum Nabelpunkt. Joseph B. Stephenson spricht vom Zentrieren der *Life Force*.

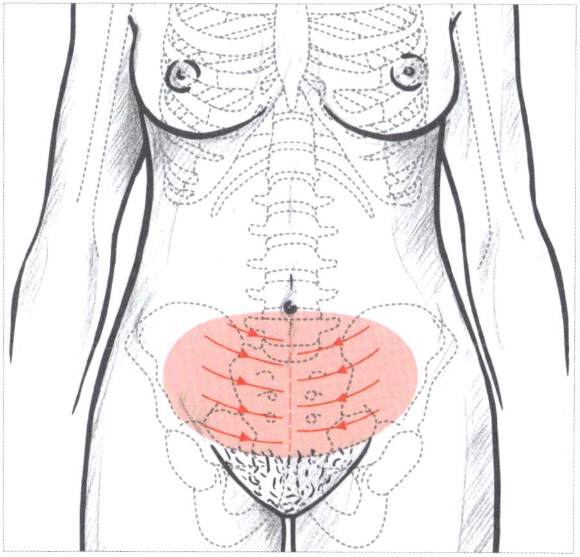

IV. Prinzip S L ○

Spreize den Daumen deiner rechten Hand ab, so dass Daumen und Zeigefinger in einem 90° Winkel liegen. Positioniere deinen Daumen am rechten inneren Beckenkamm direkt über der Schambeinkante.

In einer sanft schiebenden Pendelbewegung arbeitest Du jetzt mit mittlerem Druck jeweils zur Körpermitte hin, ohne diese zu überstreichen. Hierbei bewegst Du deinen Daumen und Zeigefinger mit jedem Pendelstrich zur Mittellinie um jeweils einen Fingerbreit nach oben, wobei auf der einen Seite der Daumen, auf der anderen Seite der Zeigefinger zur Mitte hin streicht. Die Bewegung findet unterhalb des Nabels ihren Abschluss.

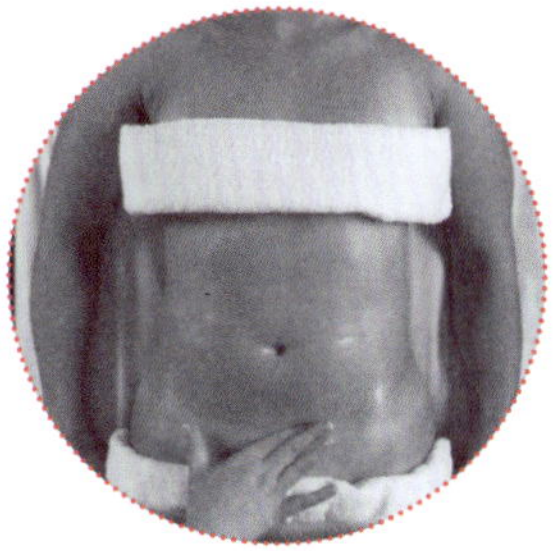

Du wiederholst diesen Griff mehrmals von unten nach oben, die gedachte Mittellinie wird jedoch nie überkreuzt.

Ich bringe dich in deine Mitte, vom Außen ins Innen und wiege dich sanft in die Entspannung.

Bewährte Anwendungsbereiche des Zentrier-Griffes:

- zur Stärkung der eigenen Mitte
- zur Selbstfindung
- für mehr Vitalität und Lebensfreude
- begleitend bei *Rektus*-Diastase[1]
- begleitend bei Nabelbruch

Die einfache Bauchbehandlung schließt mit dem Zentrieren der Energiebahnen ab.

[1] Auseinanderweichen der geraden Bauch-Muskulatur

Gonaden-Behandlung

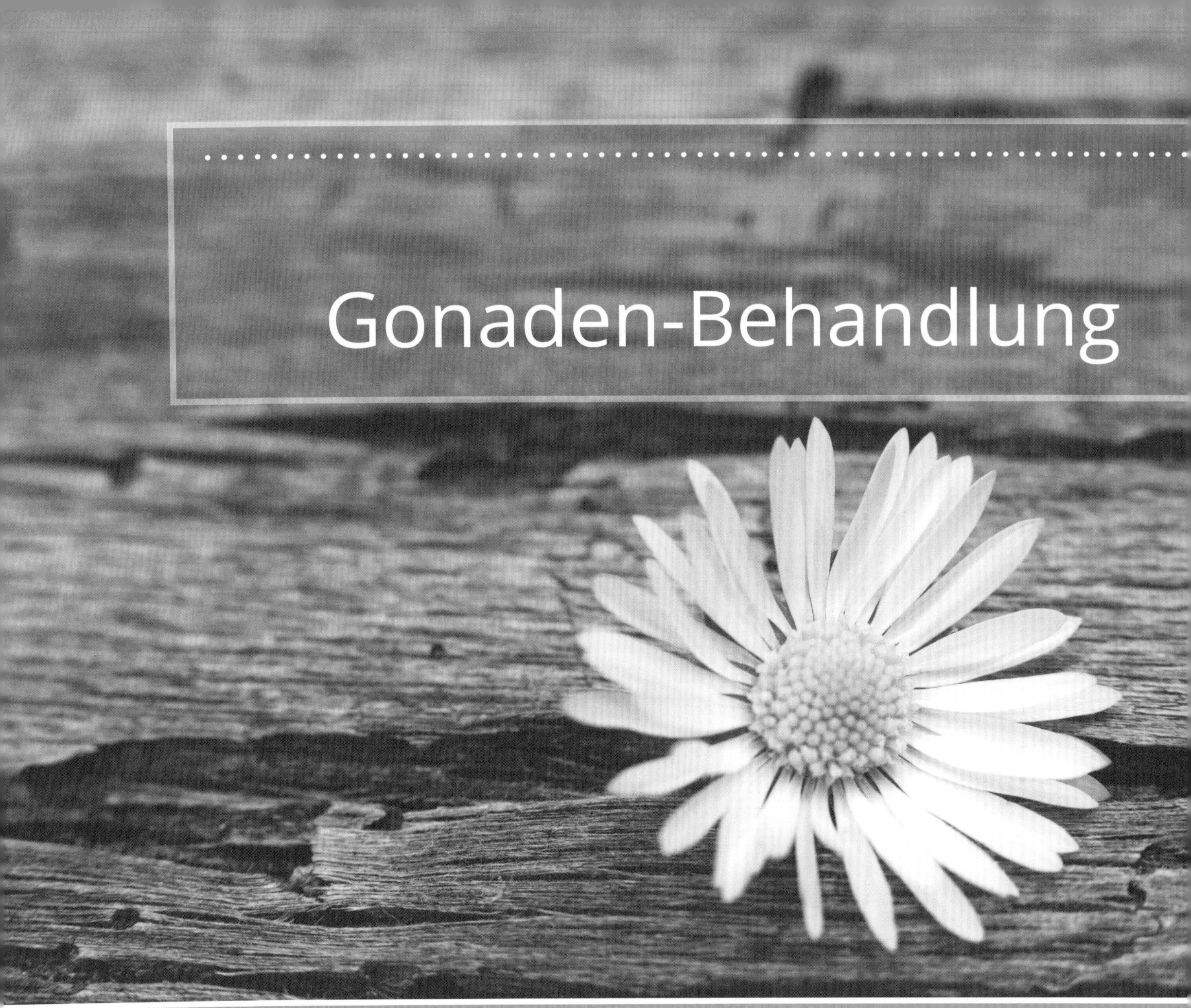

„Die Dinge im Keim zu erkennen, das ist Schöpferkraft."

~ *Laotse*

Als Keimdrüsen oder *Gonaden* werden bei der Frau die Eierstöcke und beim Mann die Hoden bezeichnet. Sie sind paarig angelegt und haben sowohl exokrine als auch endokrine Funktion: neben den Keimzellen (Eizellen und Spermien) stellen sie in ihren Geweben unsere Sexualhormone her, die die Fortpflanzung regulieren.

Während beim Mann dank Spermatogenese oft bis ins hohe Alter funktionstüchtige Spermien produziert werden, ist bei uns Frauen die Oogenese[1] bereits im fünften Entwicklungsmonat mit circa 7 Millionen Keimzellen abgeschlossen. Sie schlummern als sogenannte Primordialfollikel bis zur Pubertät und werden vom FSH[2] aus ihrem Dornröschenschlaf geweckt. Zu diesem Zeitpunkt sind es noch gut 400.000 Follikel, die in der Markregion der Eierstöcke darauf warten, aktiviert zu werden und heranwachsen, um sich zunächst in einer Gruppe von mehreren Follikeln zu entwickeln.

Die Entwicklung zur reifen und sprungbereiten Eizelle geschieht über die Kommunikation zwischen dem Hypothalamus, der GnRH[3] ausschüttet, was in der Hirnanhangdrüse die Produktion von FSH verstärkt. Daraufhin kommt es in den Eierstöcken zu einem stärkeren Wachstum der Eizellenkohorte. Der Follikel, der zu diesem Zeitpunkt am weitesten entwickelt ist, übernimmt als Leitfollikel die Führung. Durch die Mehrproduktion an Östrogenen im wachsenden Follikelgewebe wird in der Hirnanhangdrüse die FSH-Produktion gestoppt, was gleichzeitig zur Folge hat, dass die anderen Follikel in der Kohorte absterben. Nur der dominante Follikel bleibt übrig: er produziert nun massiv Östrogene, wodurch LH[4] aktiv wird und den Eisprung auslöst.
Der Follikel reißt und gibt die Eizelle frei. Diese wird vom Eileiter aufgenommen und mittels Flimmerhärchen in Richtung Gebärmutter transportiert.

[1] Entwicklung der weiblichen Keimzellen [2] Follikelstimulierendes Hormon
[3] Gonadoliberin [4] Luteinisierendes Hormon

Mit dem Eisprung wird die zweite Zyklushälfte eingeläutet. Unabhängig davon, ob die Eizelle befruchtet wurde oder nicht, regt das LH die verbleibende Hülle des Follikels, den sogenannten Gelbkörper an, Progesteron zu produzieren. Daher wird Progesteron auch als Gelbkörperhormon bezeichnet.

Sofern um den 20. Zyklustag keine Einnistung der befruchteten Eizelle stattfindet, wird die Produktion von Progesteron eingestellt, der Gelbkörper degeneriert zum Weißkörper und die Gebärmutterschleimhaut bereitet sich auf die nächste Blutung vor.

Auffinden der Gonadenpunkte

In der TFM gibt es gleich zwei Möglichkeiten, an den Eierstöcken zu arbeiten. Entweder können die Organe direkt auf Symphysenhöhe angesprochen werden, alternativ kannst Du die Gonaden auch über den Reflexzonen stimulieren: diese liegen in einem gedachten, auf der Spitze stehenden Quadrat in der linken und rechten Ecke.

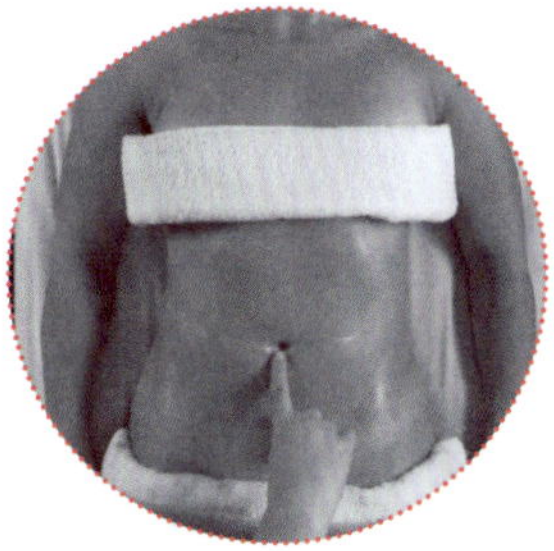

Zum Auffinden liegt die untere Spitze des Quadrates direkt über der Symphyse, die obere Spitze befindet sich unter dem Nabelpunkt.

➔ Das Gewebe fühlt sich über den Reflexzonen anders an, Daumen und Zeigefinger sinken leicht in zwei Gewebekuhlen ein.

Unwinding der Gonaden

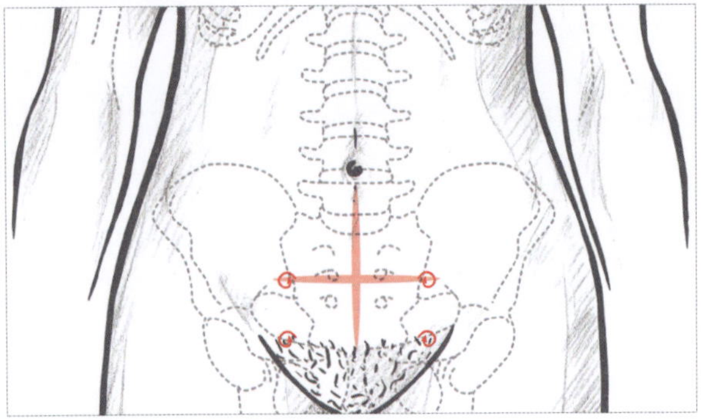

III. Prinzip S L O

In kleinen kreisenden und gleichzeitig pulsierenden Bewegungen mit Daumen und Zeigefinger der rechten Hand stimulierst Du diese Zonen sanft. Stephenson bezeichnet diesen Schritt auch als *Unwinding*. Durch diese sanften kreisenden Bewegungen werden die Gonaden stimuliert.

Visualisiere, wie Du mit deinen Fingerbeeren in weich ausgepolsterte kleine Nester einsinkst, die Du durch eine sanfte Pulsbewegung aufplusterst, damit das Ei weich und geborgen dort heranreifen kann.

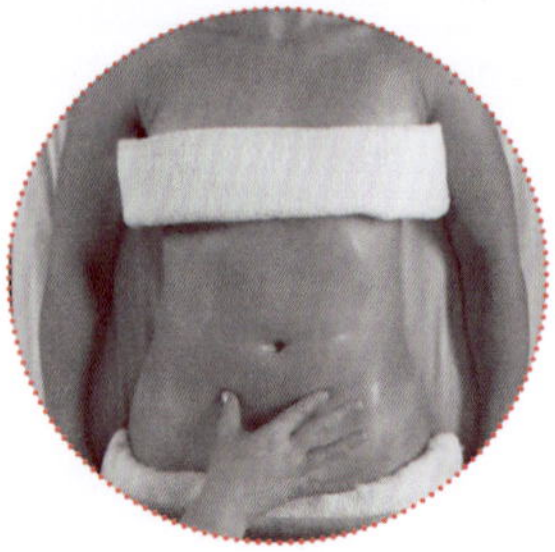

Das *Unwinding* der Gonaden wird angewendet:

- zur Kräftigung der Fortpflanzungsorgane (bei Frau und Mann)
- bei hormonellen Dysbalancen
- zur Entgiftung und Entschlackung der Gewebe
- bei Zystenneigung
- bei PCOs[1],
- begleitend beim Post-Pill-Syndrom[2] (→ S. 152)

Patientinnen-Stimme

„Für die erste Zyklushälfte hatte mir Frau Pfeiffer eine schöne Handreichung und eine kleine „Hausaufgabe“ mit auf den Weg gegeben: abends vor dem Schlafengehen meine Eierstöcke für einige Minuten hingebungsvoll mit einem speziellen Öl zu kraulen. Ich habe mir hierbei vorgestellt, dass ich für mein Seelchen ein wunderschönes goldenes Ei in einem mit weichem Samt ausgepolstertem Nest hege und pflege.“

[1] Polyzystisches Ovarialsyndrom [2] Zyklusstörungen nach Absetzen hormoneller Verhütung

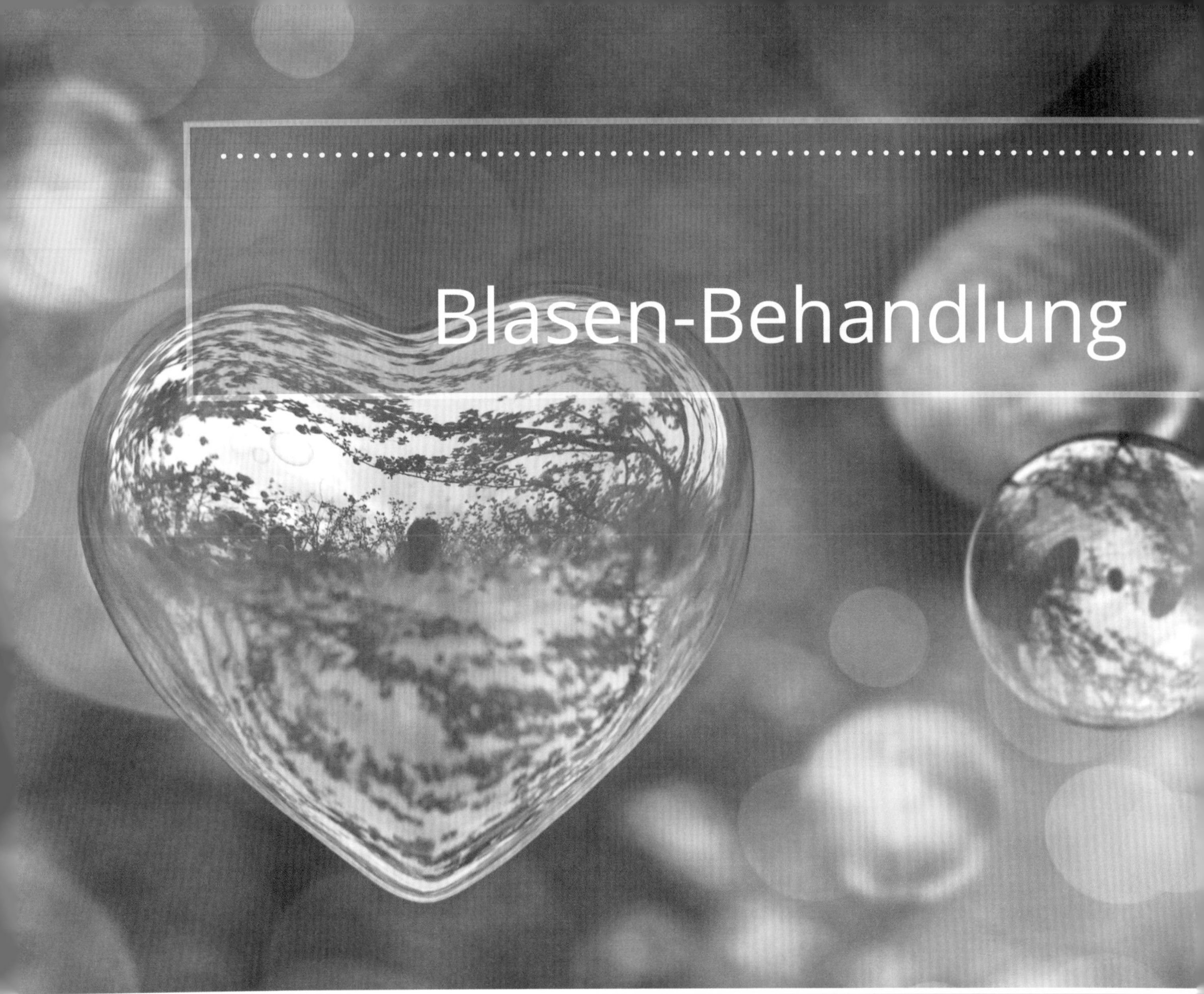

Blasen-Behandlung

„Erinnerungen – Seifenblasen für Erwachsene“

~ Alexander Engel

Diese Behandlungseinheit wird nur bei Indikation durchgeführt.

Die Harnblase liegt im kleinen Becken, bei uns Frauen sitzt sie vor der Gebärmutter (S. 115). Unterteilt wird die Blase in Blasenkörper, Blasenhals und Blasengrund. Sie ist mit Hilfe der Harnblasenbänder am Bauchnabel befestigt, nach unten hin wird sie vom Beckenboden gehalten.

Als Sammelbecken nimmt die Harnblase den von den Nieren gefilterten Harn auf, um ihn über die Harnröhre nach außen zu transportieren, darüber wachen zwei Schließmuskeln am Blasenausgang. Der innere Sphinkter aus glatter Muskulatur unterliegt der Kontrolle des vegetativen Nervensystems, er kann nicht willentlich gesteuert werden. Den äußeren Schließmuskel, der aus quergestreifter Muskulatur besteht, können wir hingegen bewusst steuern und damit den Toilettengang bedingt hinauszögern, wenn wir ab einer Füllmenge von 350 ml durch den Dehnungsreiz Harndrang verspüren.

Da unser Vegetativum mit beteiligt ist, kann es durchaus sein, dass unsere Blase auf unsere Gefühle reagiert: bei Stress lässt sie uns häufiger zur Toilette rennen.

Einsatz findet diese auch zur Eigenanwendung geeignete Blasen-Behandlung:
- in der komplementären Behandlung bei Inkontinenz
- bei Senkungsbeschwerden von Blase und Gebärmutter (S. 156)
- mitbegleitend bei chronischen Harnwegsinfekten

Bei einer akuten Entzündung der Blase wird ausschließlich nach dem I. Prinzip berührungsfrei über der Symphyse gearbeitet.

Joseph B. Stephenson macht bei der Behandlung von Miktionsstörungen, Inkontinenz und Senkungsbeschwerden keinen Unterschied bezüglich der Ursache und begleitet diese mit zwei einfachen Behandlungs-Schritten:

Schritt #1: Blasenlifting

Auch für den ersten Schritt der Blasen-Behandlung stehst Du auf der rechten Seite deiner Patientin auf deren Beckenhöhe.

Mit der Daumen- und Zeigefingerbeere deiner rechten Hand greifst Du am äußeren Schamhügel auf Höhe des Schambeins an. Nun bringst Du Daumen und Zeigefinger bis zur Schambeinfuge zusammen und schiebst das Gewebe parallel nach oben bis auf Höhe des Bauchnabels, womit Du in Stephensons Vorstellung die Blasenbändchen hebst.

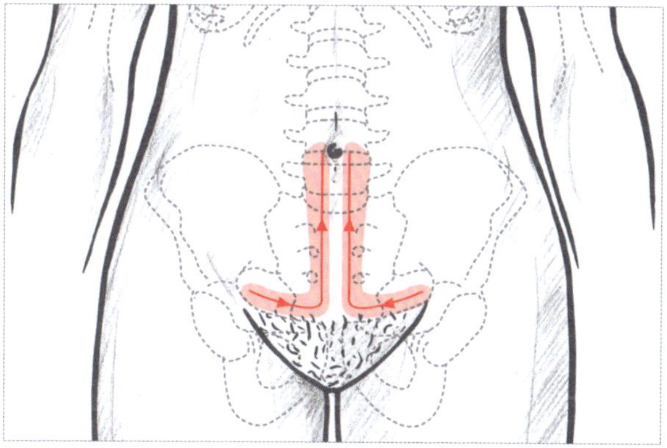

IV. Prinzip

Visualisiere, wie Du dir die Blasenbändchen an Daumen und Zeigefinger anheftest und sie nach oben in Richtung Bauchnabel wie ein Gummiband straffst.

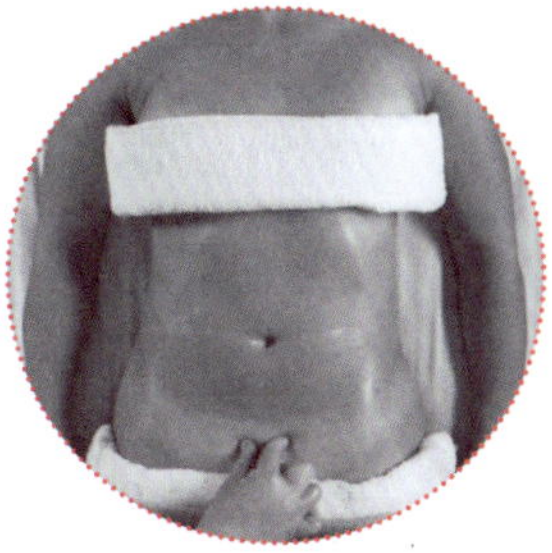

Schritt #2: Kurze Akupressur der Pundendus-Punkte

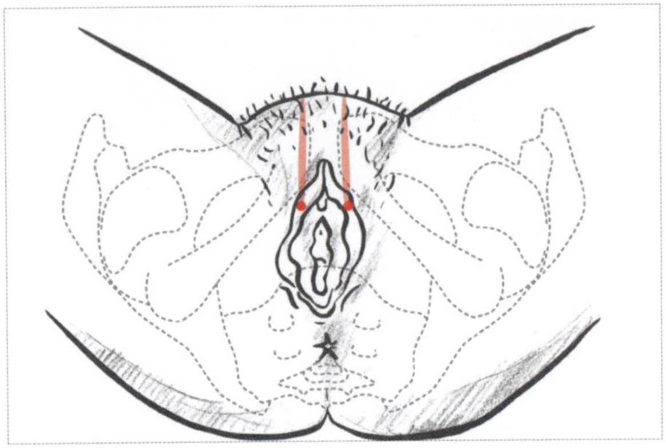

IV. Prinzip

Du stehst auf Brusthöhe deiner Patientin, dein Blick ist in Richtung Schambein gerichtet. Deine linke Hand ruht auf ihrer Schulter.

Aus Achtsamkeit wird die Behandlung der Pudendus-Punkte ausschließlich bei einer wachen Patientin angewendet!

Sofern deine Patientin zum Behandlungszeitpunkt der Blasen-Einheit bereits tiefenentspannt ist und die Augen geschlossen hat, führst Du die Akupressur der Pudendus-Punkte erst ganz zum Ende der Sitzung durch, wenn sie wieder im vollen Wachbewusstsein ist.

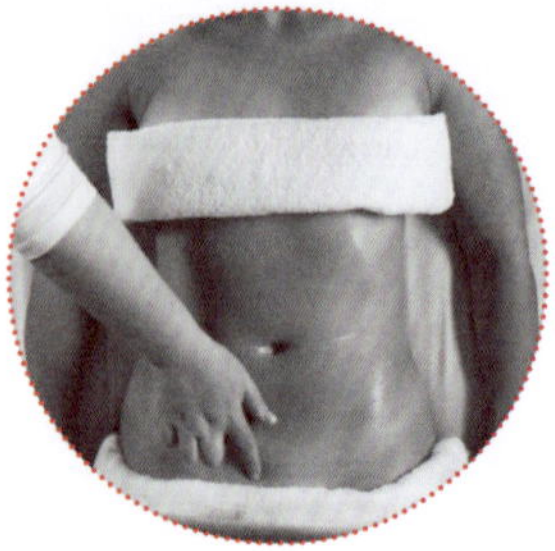

Der rechte Zeigefinger findet jeweils den Pudendus-Punkt im Schambeinbogen auf. Hierfür gleitet der Finger direkt links bzw. rechts parallel zur Symphyse den Schamhügel nach unten.

Der Pudendus-Punkt, bei dem es sich um den Klitorialast des dem Lendengeflecht entspringenden Nerves handelt, findet sich jeweils rechts und links im Schambeinbogen etwa auf der Höhe der Klitorisperle. Er wird folgendermaßen stimuliert:

1. Gib deiner Patientin die Anweisung einzuatmen.
2. Sobald sie einatmet, drückst Du den Pudendus-Punkt mit sanftem Druck.
3. Der Punkt wird mit dem Ausatmen-Impuls deiner Patientin nach einigen Sekunden wieder losgelassen.

Visualisiere den Nerv als kleines Kabel, das Du gegebenenfalls mit einer Mikrobewegung wieder in Position bringst.

Anleitung zur Selbstbehandlung
Leite deine Patientin an, die Pudendus-Punkte selbst zu stimulieren. Führe zum Auffinden der Punkte ihren Finger, indem Du deinen eigenen Zeigefinger flach darüber positionierst.

Die Patientin legt ihren rechten Zeigefinger direkt rechts bzw. links parallel neben die Körpermittellinie. Die Fingerspitze zeigt auf den Schamhügel senkrecht nach unten. Nun gleitet der Finger ausgestreckt über den Schamhügel bis zum Schambeinbogen, wo sie den Finger einbeugt und beim Einatmen den Pudendus-Punkt sanft akupressiert.

Uterus-Behandlung

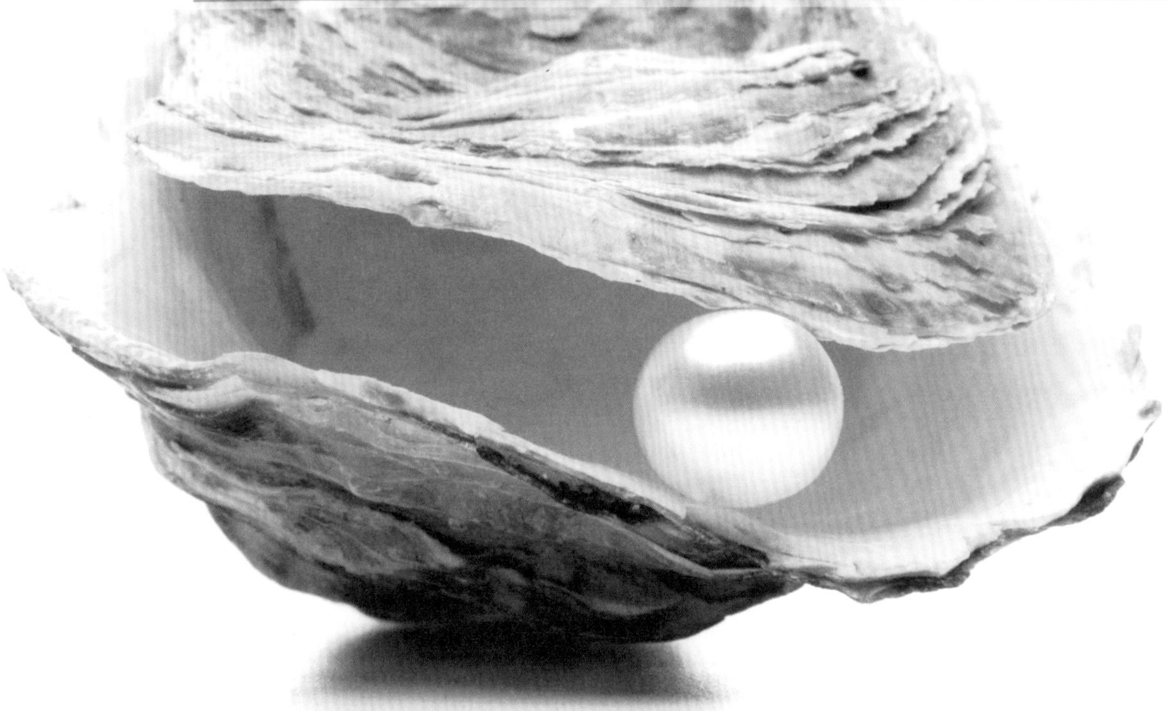

„Geborgenheit ist die Oase des Glücks."

~ *Franz Schmidberger*

Diese Behandlungseinheit wird nur bei Indikation durchgeführt.

Wir Frauen besitzen mit unserer Gebärmutter ein muskuläres Wunderwerk: von der Größe einer kleinen Frauenfaust (7-9 cm lang) kann sie sich während den spannenden 40 Wochen der Schwangerschaft auf ein Vielfaches ihrer Größe ausdehnen und dabei etwa das Zehnfache an Gewicht zulegen.

In ihrer Form ähnelt die Gebärmutter einer auf dem Kopf stehenden Birne: die Gebärmutterkuppel wird auch als *Fundus uteri* bezeichnet, ihr Körper als *Corpus Uteri*.
Der Gebärmutterhals, die *Cervix* – welche in unserem Bild dem Birnenstiel entspricht – ragt in die innere Scheide hinein.
Der Korpus der Gebärmutter ist nach vorne über die Blase (S. 109) gebogen und gekippt.
Die Gebärmutter ist an einer kreuzförmigen Bandaufhängung befestigt, die ihr die Mobilität gibt, sich während des Geschlechtsaktes aufzustellen. Allerdings kann es durch diese Aufhängung auch zu einer Retroversion des Organs kommen, was verschiedenste Beschwerden, wie zum Beispiel Abflussstörungen und Menstruationsschmerzen zur Folge haben kann.

Ausgekleidet ist der etwa 1 cm dicke dreischichtige Muskel, der zu einem Großteil aus glatter Muskulatur besteht, mit einer Schleimhautschicht, dem Endometrium. Das Endometrium verändert sich zyklusabhängig in seiner Beschaffenheit und Dicke und dient der befruchteten Eizelle zur Einnistung. Wird hormonell durch den Gelbkörper kein Impuls gegeben, die Schleimhaut wegen einer eingetretenen Schwangerschaft aufrecht zu erhalten, degeneriert die aufgebaute Schicht des Endometriums und es kommt zur Periodenblutung.

Einsatz der Gebärmutter-Behandlung:

- bei Myomen
- bei Senkungsbeschwerden
- bei Lageanomalien
  (zum Beispiel der Retroflexion[1] / Retroversion[2] der Gebärmutter)
- bei pubertätsbezogenen Beschwerden
- begleitend bei PMS[3]-Beschwerden und bei Endometriose
- bei Menstruationsstörungen, Tempoanomalien[4], Typusanomalien[5]
- von Hebammen im Wochenbett angewendet zur besseren Rückbildung der Gebärmutter

Eine (Hormon-)Spirale stellt für die Behandlung der Gebärmutter keine Kontraindikation dar.

Sofern Kinderwunsch besteht, sollte die Gebärmutter-Behandlung nur gegen Ende des Zyklus durchgeführt werden, da sich im Falle einer Befruchtung zu diesem Zeitpunkt die Frucht sicher eingenistet hat.

Dieser Massagegriff kann auch zu einer verstärkten Blutung führen und damit das Blutungsmuster verändern; daher solltest Du während einer beginnenden Menstruationsblutung keine tiefe Baucharbeit machen bzw. die Gebärmutter deiner Patientin reponieren.

Während der Schwangerschaft wird die Gebärmutter nicht reponiert! Im Falle einer Schwangerschaft erfüllt die Lotos-Massage (S. 97) den Zweck der Gebärmutterbehandlung, denn bei jeder Aufwärtsstreichung behandelst Du durch deine sanfte Streichung die Gebärmutter mit.

[1] Biegung der Gebärmutter nach hinten [2] Kippung nach hinten [3] Prämenstruelles Syndrom
[4] Störungen in der Blutungsfrequenz [5] Störungen in der Blutungsstärke

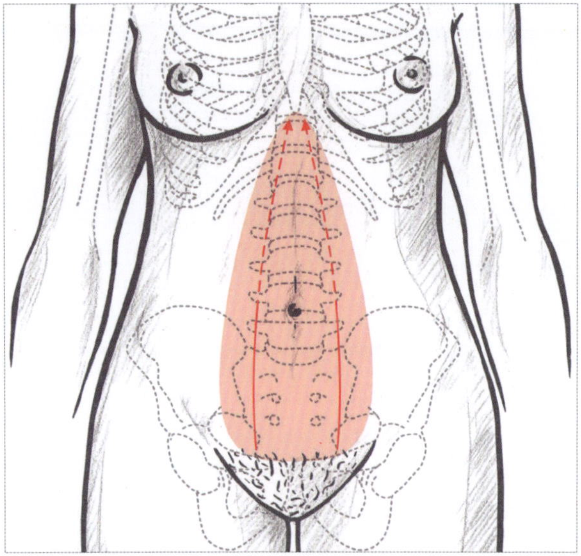

IV. Prinzip (Passiv!)

Du stehst auf der rechten Seite deiner Patientin auf deren Kniehöhe. Dein rechter Arm ist ausgestreckt. So kannst Du den Gegendruck der Bauchspannung deiner Patientin für diesen „passiven" Griff sanft dosieren.

Für diese Einheit wird der Bauch sehr gut eingeölt.

Deine Handführung ähnelt der Behandlungseinheit der Lotos-Massage (⇢ S. 97), denn der Daumen deiner rechten Hand ist 90° abgespreizt. Der Druck für den Griff ist während der kompletten Streichung über den Spann von Daumen-Schwimmhäutchen-Zeigefinger gleichmäßig verteilt. Du startest mit dem Griff jedoch vom Winkel her steiler über der Symphyse als bei der Lotos-Streichung.

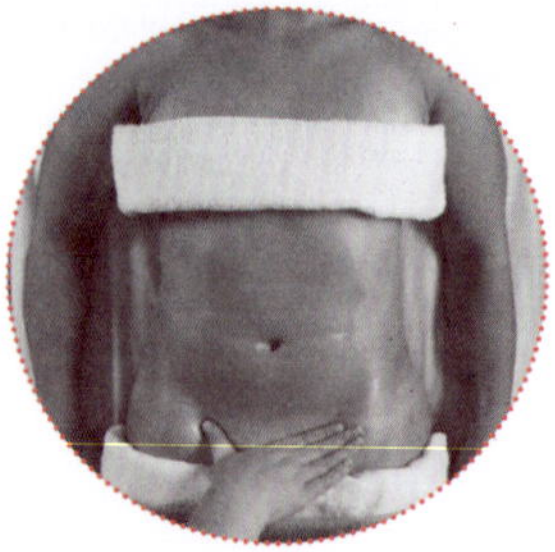

Dein Arm ist während der kompletten Streichung lang ausgestreckt, folglich hältst Du nur den Gegendruck zur Abwehrspannung des Bauches deiner Patientin und kontrollierst den Druck aus deiner rechten Schulter heraus.

Deine Hand „taucht" nun gleitend über das Schambein in den Bauchraum ein. Nachdem deine komplette Handfläche nun auch das kleine Becken berührt, folgt die hintere Handkante und Du streichst mit der Hohlhand nach oben.

Ebenso wie beim Lotos-Griff (⇢ S. 97) schließen sich Daumen und Zeigefinger in der Aufwärtsbewegung sobald sie den Rippenbogen berühren.

Dieser Griff darf deiner Patientin unter keinen Umständen Schmerzen verursachen!

Es handelt sich zu keinem Zeitpunkt der Behandlung um ein aktives Schieben deiner Hand, sondern die passive Bewegung deiner rechten Hand, die durch das Heben und Senken der Bauchdecke durch die Atmung deiner Patientin und den Ölfilm nach oben in Richtung Brustbein gleitet.

Normalerweise reicht ein drei- bis fünfmaliges Uterus-*Lifting*, um die Gebärmutter vor der Regelblutung in eine gute Lage zu bringen.
Liegt der Befund einer Gebärmuttersenkung vor, führst Du so viele Aufwärtsstreichungen durch, bis Du die Eigenschwingung des Organs in deiner Hand fühlen kannst.

Hierbei ist jedoch der Hinweis an deine Patientin hilfreich, dass am Folgetag muskelkaterähnliche Schmerzen auftreten können.

Sobald deine Hand ganz auf der Bauchdecke aufliegt, visualisierst Du, wie sich die Gebärmutter in die Innenseite deiner Handfläche einkuschelt. Du gibst ihr durch die passive Aufwärtsstreichung die Möglichkeit, sich besser im Bauchraum zu positionieren.

Patienten-Stimme eines Kinderwunsch-Partners
„Ich war zunächst sehr skeptisch, ob ich überhaupt etwas wahrnehmen kann, aber ich habe mich auf die für mich seltsame Visualisierung eingelassen – und mit nur ganz wenig Übung konnte ich die Gebärmutter durch ein Pochen gegen die Handfläche schon wahrnehmen."

Leber-Behandlung

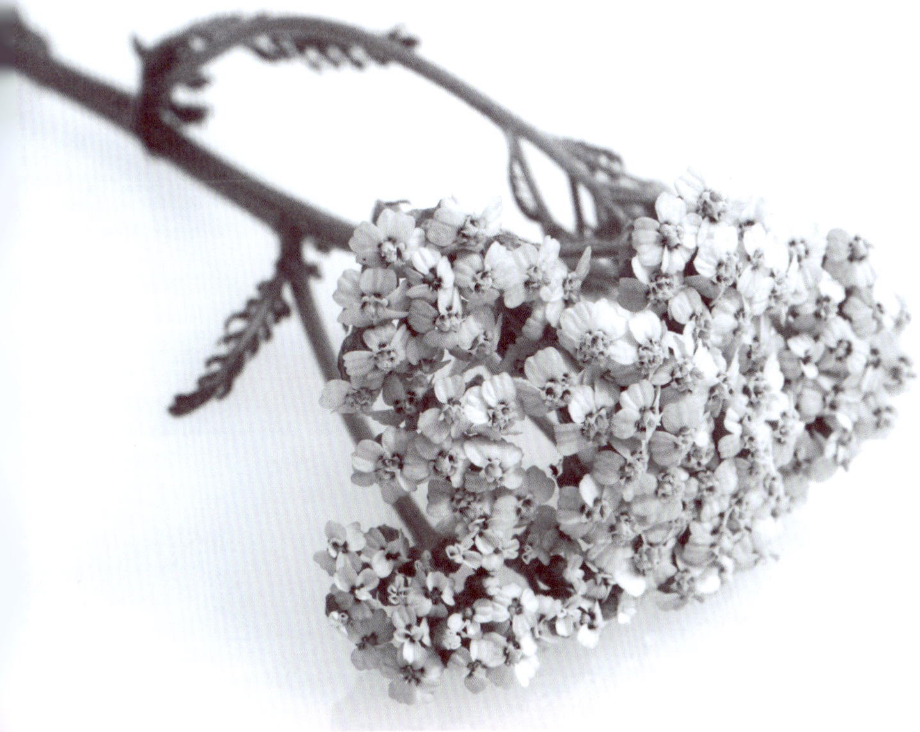

„Die Leber ist der Alchimist im Bauche."

~ *Paracelsus*

Die Leber liegt im rechten Oberbauch und wird bei normaler Größe vom Rippenbogen begrenzt. Sie ist unser zentrales und zugleich auch größtes Stoffwechselorgan und erfüllt zahlreiche Aufgaben: sie speichert nahrungsabhängig Zucker, wandelt diese in Fette um, die bei Bedarf wieder freigesetzt werden. Sie ist für den Abbau und die Ausscheidung von körpereigenen wie auch medikamentösen Giftstoffen zuständig, bildet die meisten Bluteiweiße sowie die Gallenflüssigkeit. Des Weiteren hat die Leber die Aufgabe, Hormone zu synthetisieren und sie auch wieder abzubauen.

Wie durch ein Klärwerk werden alle Substanzen, die wir über die Nahrung zu uns nehmen durch die Leber geschleust, bevor sie in den allgemeinen Blutkreislauf gelangen. Wenn die Leber belastet ist – sei es durch Fehl- und Überernährung, Alkohol, Medikamente oder unseren stressigen Lebenswandel – kann unser Hormonhaushalt schnell aus dem Gleichgewicht geraten.

Einsatz der Lebermassageeinheit:

- zur Unterstützung des hormonellen Gleichgewichts
- zum Abbau von Toxinen[1] und Hormonen, daher auch wirksam bei (hormonbedingter) Migräne und Kopfschmerzen
- komplementär bei Myomen
- für eine verbesserte Verdauung
- zur Verringerung von Übelkeit und Erbrechen in der Schwangerschaft
- Die Leber ist auch für die Herstellung des Angiotensinogens verantwortlich. Dieses Protein wirkt auf den Flüssigkeitshaushalt und den Blutdruck: daher sollte die Leber bei hohem Blutdruck immer mitbehandelt werden.

! Weise deine Patientin darauf hin, dass diese Behandlung der Entgiftung der Leber dient und in seltenen Fällen zu Übelkeit führen kann. Im Anschluss an die Behandlung ist es daher besonders wichtig, ausreichend Wasser zu trinken, damit es nicht zu Leberkopfschmerzen kommt.

[1] Giftstoffe

Die beiden Behandlungsschritte für die Leber nehmen weniger als 5 Minuten in Anspruch, davon sind 2-3 Minuten für das Klären des Leberganges.

Einer Leber-Behandlung ist immer (!) eine 10-minütige Lotos-Massage (→ S. 97) vorangestellt!

Auffinden des Lebergangs

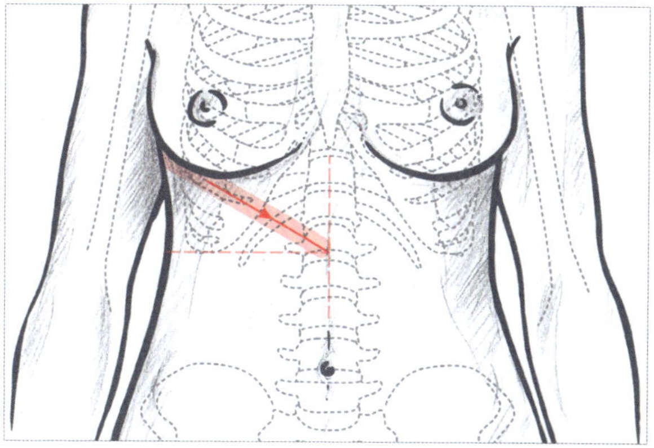

Im Rippenbogen lässt sich eine natürliche kleine Aussparung identifizieren, wo die freien Rippen, die nicht mehr direkt mit dem Brustbein verbunden sind, ansetzen. Hinter dieser Aussparung befindet sich die Gallenblase.

Joseph B. Stephenson visualisiert einen Lebergang, der an der rechten Seitenlinie auf Höhe des unteren Brustansatz beginnt und an der Körpermittellinie endet.

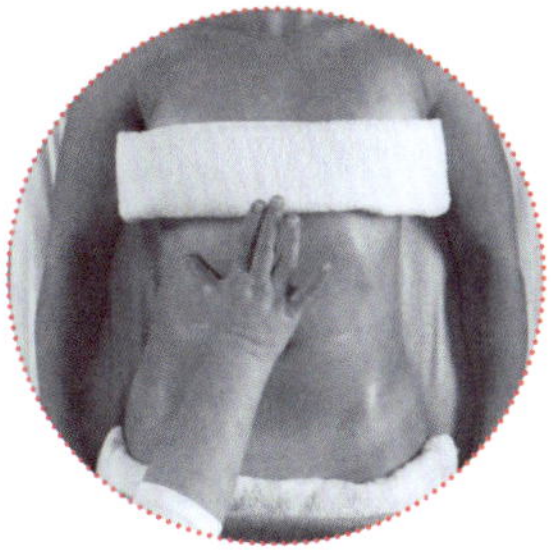

Schritt #1: Lebergang öffnen

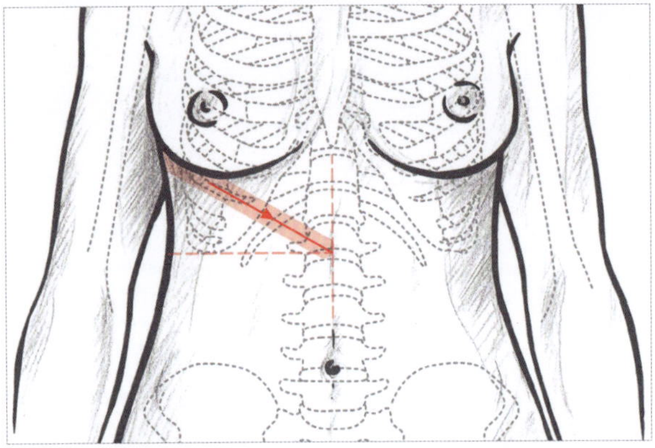

II. Prinzip S L •

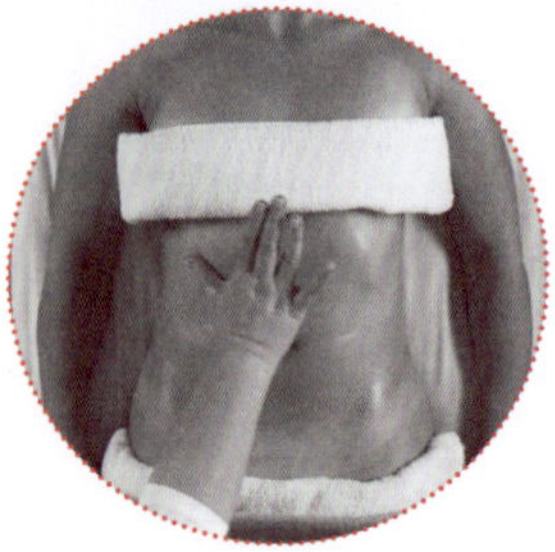

Du stehst auf der rechten Seite deiner Patientin auf deren Hüfthöhe, mit Blick zu ihrem Gesicht.

Über den Rippenbogen hinaus in Richtung Nabel wird nun der von Stephenson gedachte Lebergang geklärt.
Du führst den Massageschritt mit der gesamten Länge deines rechten Daumens aus, der leicht von der Fingerhand abgespreizt ist. Die restliche Fingerhand berührt den Körper hierbei nicht. Beginne deine Streichung auf der rechten Seitenlinie deiner Patientin. Die Richtung der Streichung ergibt sich aus der Begrenzung der unteren Rippe zur Mittellinie, gestrichen wird auf einer gedachten 45°-Linie in Richtung Mittellinie des Körpers.
Beim Klären des Lebergangs kann nach ein paar Streichungen ein gluckerndes Geräusch im epigastrischen Winkel[1] wahrgenommen werden. Wenn es auftritt, wird solange weitermassiert, bis sich der Oberbauch wieder beruhigt hat.

Dieser erste Schritt kann auch als Eigenanwendung durchgeführt werden.

Anleitung zur Selbstmassage
Für die Eigenanwendung von Schritt #1 kommt der linke Daumen der Patientin unter dem rechten Brustansatz zu liegen, die Daumenspitze berührt zunächst die Seitenlinie des Körpers. Nun streicht die Patientin für sieben Streichungen in einer Geraden zur Mittellinie des Körpers hin.

[1] Der epigastrische Winkel wird durch das Zusammentreffen der beiden Rippenbögen am Schwertfortsatz des Brustbeins gebildet.

Schritt #2: Leber walken

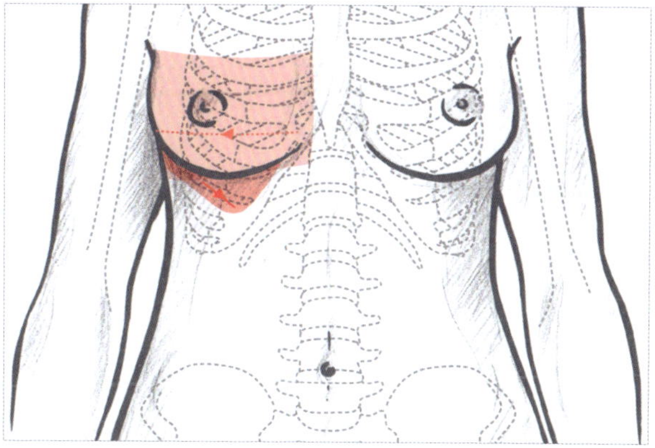

III. Prinzip

Dieser 2. Schritt ist ein reiner Therapeuten-Griff! Bei unsachgemäßer Anwendung könnte schlimmstenfalls eine Rippe brechen.

Falls deine Patientin unter Gallensteinen leidet, sollte auf das Walken der Leber verzichtet werden, da durch diese Behandlung eine Kollik ausgelöst werden könnte.

Du stehst auf Brusthöhe deiner Patientin. Die Vorderseite deines Körpers ist der Massagebank zugewandt.
Die Handfläche deiner linken Hand zeigt nach oben und kommt flach und mit abgespreizten Fingern unter den Brustkorb deiner Patientin zu liegen. Hierbei stößt die Außenkante deines Zeigefingers an das Schulterblatt und deine Mittelfingerspitze berührt die Wirbelsäule.

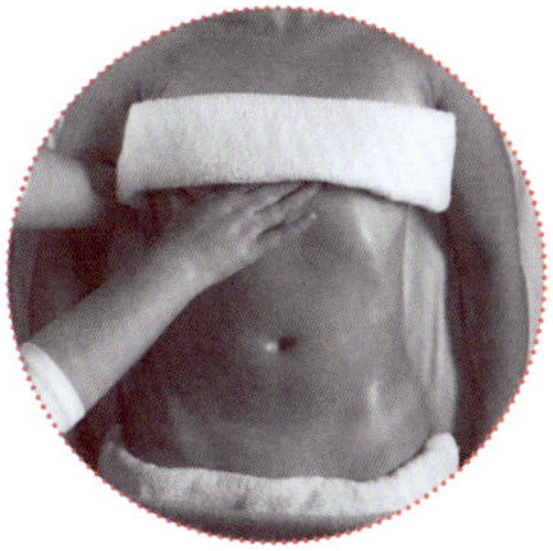

Der Daumen deiner rechten Hand ist abgespreizt und der Spann von Daumen bis Zeigefinger umgreift den unteren Brustansatz deiner Patientin.
Achte hierbei darauf, dass du ausschließlich den Spann der Hand belastest und deine rechte Hand nicht über den Rippenbogen rutscht.

In einer wiegenden Bewegung und mit mittlerem Druck bewegen sich für das Leberwalken beide Hände parallel: die untere, linke Hand im Wechsel von innen nach außen und deine obere, rechte Hand gleichzeitig im Wechsel nach innen unten.

Visualisiere hierbei die Leber und wie diese unter deinem Griff sanft gewalkt und „gemolken" wird.

Schritt #3: Gallengang klären

Zum Abschluss wiederholst Du für einige Streichungen die in Schritt #1 (⇢ S. 124) beschriebene Drainage.

So einfach und unspektakulär diese Behandlungseinheit erscheinen mag – sie stellt eine sehr effiziente Leber-Entgiftung dar. Bitte daher deine Patientin, ausreichend zu trinken, damit die gelösten Schlackenstoffe auch ausgeschieden werden können.

Herz-Behandlung

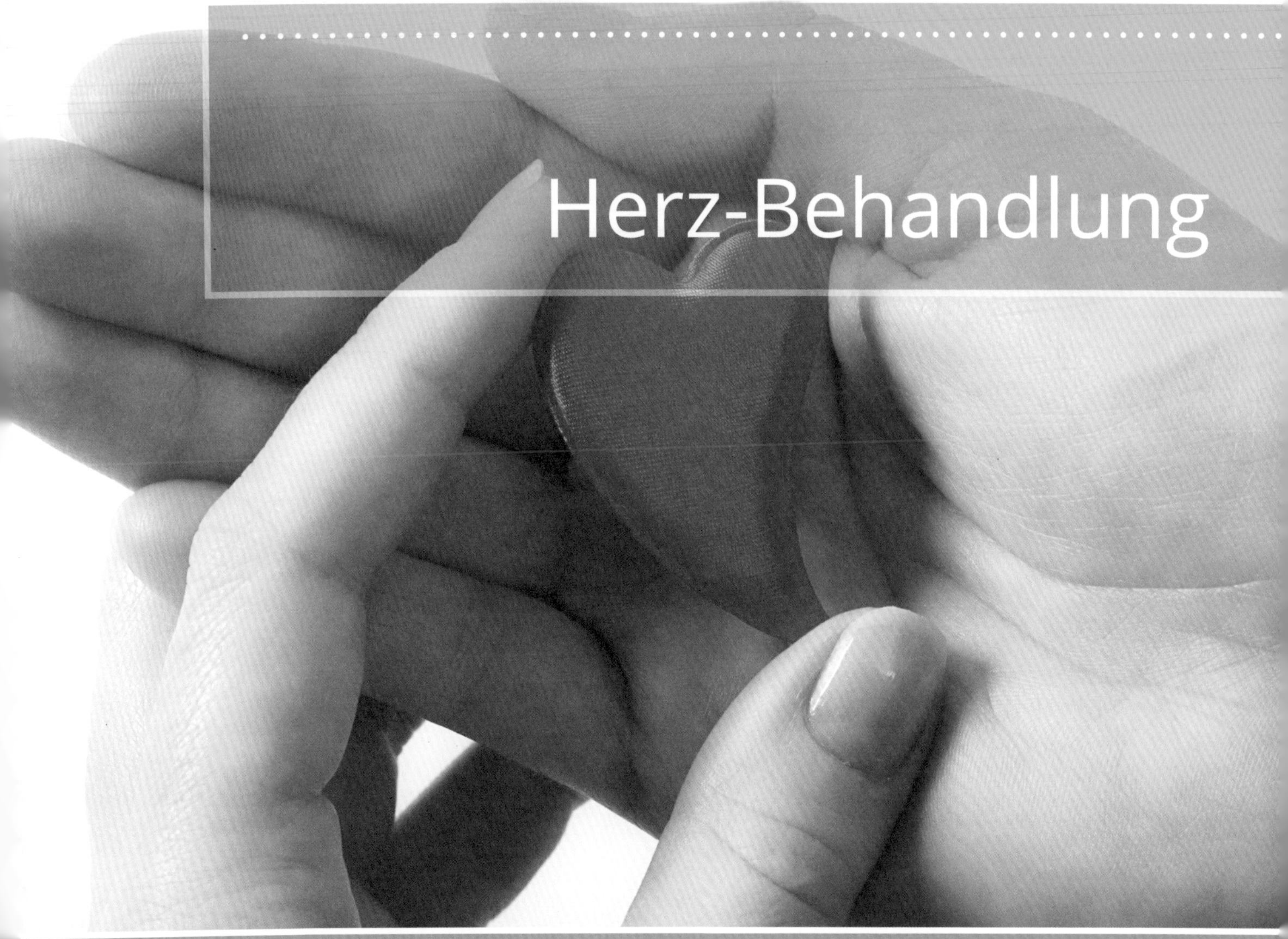

„Wenn Du in die Tiefen Deines Herzens hineinhorchst
und die Höhen des Horizonts ermisst, so wirst Du eine einzige Melodie
vernehmen, und in diese Melodie stimmen der
Stein und der Stern gleichermaßen ein."

~ Khalil Gibran

Unser faustgroßer Körpermotor wiegt etwa 300 Gramm, schlägt im Verlauf eines Lebens beachtliche drei Milliarden Mal und pumpt pro Tag zirka 8.000 Liter Blut durch unseren Körper. Bei Beanspruchung schlägt das Herz verlässlich bis zu 5mal schneller und vergrößert dabei seinen Blutfluss entsprechend. Im Ruhezustand pumpt unser Herz etwa 60 bis 80 Mal in der Minute. Über den Blutweg wird unser Körper durch ein Wunderwerk an Gefäßsystem bis in die Peripherie mit Sauerstoff und Nährstoffen versorgt, umgekehrt geben die Zellen Stoffwechsel-Abfallprodukte und Kohlendioxid ins Blut ab.

Joseph B. Stephenson erklärt seinen Patienten die Funktionsweise des Herzens, indem er es mit zwei simultan arbeitenden Pumpen vergleicht, inklusive Hubkolben und Zylinder: Wenn die Versorgungsleitungen der Pumpe durch ein Hindernis blockiert sind, übernimmt entweder der Entlastungsmechanismus die Arbeit oder die Pumpe stoppt. Als mögliche Hindernisse nennt er Flüssigkeits- und Eiteransammlungen, sowie ein Zuviel an Verdauungsgasen. Stephenson betrachtet den Bereich um das Herz herum als ein „relatives Vakuum" und stellt sich einen Herzkanal (*„Heart tube"*) vor, über den die Kongestionen durch den Magen abfließen können. Dieser Herzkanal hat seiner Ansicht nach des Weiteren die Funktion einer Druckregelung und die Geschwindigkeit des Herzschlags zu kontrollieren.

Patientinnen-Stimmen
„Diese Behandlung hat etwas Mystisches."
„Es gibt Weniges, was mich mehr entspannt."
„Ich muss wirklich aufpassen, dass ich während dieser Behandlung nicht tief einschlafe."
„Nach einer Weile fühlt es sich an, als ob ich schwebe."

In unserer heutigen stressigen Zeit ist die Herz-Behandlung wunderbar dazu geeignet, Angestautes loszulassen und wieder in den Fluss zu bringen, möglicherweise den Patienten wieder in den Zustand der Freude zu bringen, auch in der TCM (Traditionelle Chinesische Medizin) gilt das Herz als Organ der Freude.

Die Herz-Behandlung findet ihren Einsatz:

- generell zur Entspannung
- immer im Anschluss an die Schilddrüsen-Behandlung (S. 81)
- in Kombination mit der Lymphatischen Grund-Behandlung (S. 49 f.) bei Bluthochdruck
- in der komplementären Kinderwunsch-Behandlung
- bei Angstgefühlen, Herzklopfen und psychisch bedingtem Engegefühl in der Brust (funktionellen Herzbeschwerden)
- bei Blähungen (zum Beispiel auch beim *Roemheld*-Syndrom)
- in der Schwangerschaft, da das Herz mit seinen Aufgaben wächst, und um den Herzmuskel zu stärken
- um das Herz im und nach dem Wochenbett zu entlasten
- beim *Chronischen Fatigue-Syndrom*
- komplementär bei Arthritis
- ... und gerne auch zum Abschluss einer TFM-Behandlung

Ich finde es schön, der Patientin die Herz-Behandlung als abschließende Behandlung „zum Herzenstürchen öffnen" anzubieten.
Die Herz-Einheit ist die einzige, die tatsächlich schweigend durchgeführt werden sollte, damit sich deine Patientin ganz auf sich selbst konzentrieren kann.

Du stehst etwa auf Hüfthöhe deiner Patientin und bist mit ihr im Blickkontakt.
Die Massagegriffe werden ausschließlich mit der rechten Hand durchgeführt.
Achte darauf, dass die Beine deiner Patientin parallel zueinander liegen, sich nicht überkreuzen und auch ihre Arme an den Längsseiten des Körpers ruhen.

Die Herz-Einheit dauert mindestens 10 Minuten; die einzelnen Herzpunkte (Schritt #2) sollten während der Behandlung nie länger als jeweils 1 Minute geklärt werden.
Du beginnst immer mit der 4-minütigen Drainage des Herzens (Schritt #1). Dann folgen die Herzpunkte (1-5) im Anschluss daran die 3-minütige Ableitung. Solltest Du länger arbeiten wollen, wiederholst Du die Schritte #2 und #3.

Du kannst deine Patientin in die folgende Entspannungssituation einführen, bevor Du mit den sanften Streichungen beginnst.

Stelle dir vor, wir öffnen deine Herzenstürchen, öffnen die Türen in deinem Körperhaus, hinter denen sich Kisten und Kasten, Päckchen und Koffer verbergen – Behältnisse, in die Du schon so lange nicht mehr geschaut hast, die vielleicht schon hinter einer dicken Staubschicht verborgen oder von silbrigen Spinnweben umspannt sind.
In diesen Schachteln finden sich längst vergessene Dinge, Situationen, Gefühle, die Du wertvoll findest und aufheben möchtest. Manche dieser Erinnerungen sind aber auch zu schmerzlich, um sie ans Tageslicht kommen zu lassen.
Heute darfst Du einen Blick hinter diese Türen wagen und mit den sanften Massagebewegung die Kisten und Kästchen, Päckchen und Briefe, die Du gerne abgeben würdest und von denen Du Abschied nehmen möchtest, ziehen lassen.

Joseph B. Stephenson bezeichnet diesen 1. Schritt auch als „Notfall-Herz-Behandlung“, mit welcher jeder Behandler beruhigend auf einen Patienten einwirken kann, dieser erste Schritt ist auch als Eigenbehandlung denkbar.

Frage deine Patientin vor Beginn der Behandlungseinheit, ob es für sie in Ordnung ist, dass Du ihre Brust berührst.

Schritt #1: Drainage der Herzregion

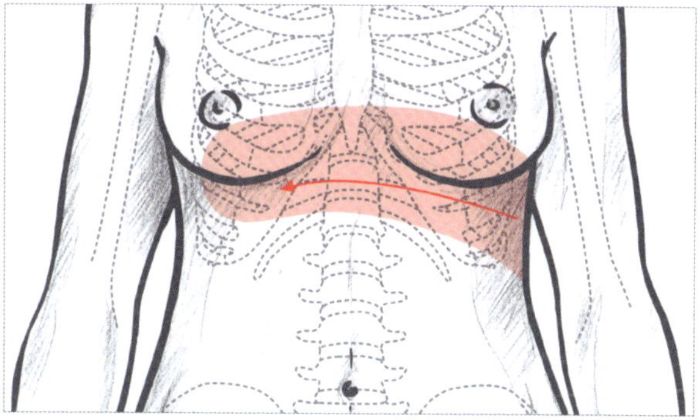

II. Prinzip 4 Min. L •

Der Mittelfinger deiner rechten Hand berührt die Liege. In einer „Scheibenwischer"-Bewegung beschreibt deine Hohlhand einen Bogen von der linken Außenseite über die Körpermitte bis zur Mitte der rechten Körperhälfte deiner Patientin. Der Drainage-Griff endet auf Höhe der rechten Brustwarze. Zur besseren Orientierung dient dir der Rippenbogen, auf dessen Höhe die Mittelhandknochen deiner Arbeitshand während der Scheibenwischer-Bewegung sanft gleiten. Die Spitze deines Mittelfingers berührt in der Streichung gleichzeitig den Warzenvorhof der linken Brust deiner Patientin.

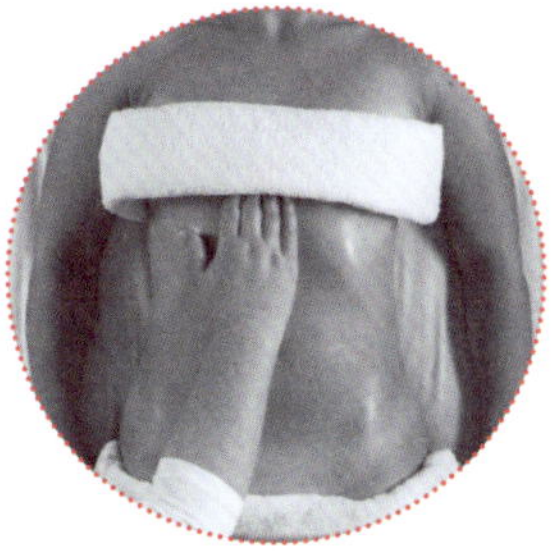

Deine Patientin empfindet es von der Frequenz der Bewegung her als sehr beruhigend, wenn Du die Hand in ihrem Atemrhythmus sanft von außen nach innen gleiten lässt.

Diese Drainage-Bewegung führst Du für 4 Minuten aus.
Gleichzeitig werden hierbei auch die Lymphbahnen im Brustbereich geklärt und von Kongestionen befreit.

Visualisiere, wie Du deinem Gegenüber durch die Streichungen ganz sanft die Schwere von der Brust nimmst. Bringe Traurigkeit, die verspürt wird, in den Fluss und bereite so das Abschiednehmen von Altem vor.

Anleitung zur Selbstmassage
Bei der Eigenbehandlung führt deine rechte Hand die oben beschriebene Scheibenwischer-Streichung aus.

Auffinden der Herzpunkte

Der **1. Herzpunkt** befindet sich im oberen inneren Quadranten der linken Brust im 4. ICR[1], als Orientierung dient dir die Mitte des Schlüsselbeins.

Der **2. Herzpunkt** ist unter dem linken Schlüsselbein im 1. ICR lokalisiert.

Der **3. Herzpunkt** liegt analog auf Höhe des 1. Herzpunktes auf der rechten Körperseite deiner Patientin.

Der **4. Herzpunkt** liegt unter dem rechten Schlüsselbein im 1. ICR.

Der **5. Herzpunkt** befindet sich unter der linken Brust im 6. ICR.

! Laut Joseph B. Stephenson ist bei der Herz-Behandlung die Reihenfolge der einzelnen Punkte genau einzuhalten: hast Du während der Behandlung fälschlicherweise die Reihenfolge geändert, musst Du wieder beim 1. Herzpunkt beginnen.

[1] Interkostalraum, der Zwischenraum zwischen den Rippen

Schritt #2: Die 5 Herzpunkte gegen den Uhrzeigersinn klären

Du stehst auf Brusthöhe rechts neben deiner Patientin und bist mit ihr im Blickkontakt.

Im Rahmen der Schilddrüsen-Behandlung (S. 81) hast Du den 1. und 6. Herzpunkt bereits kennengelernt. Anders jedoch als bei der Schilddrüsen-Behandlung wird bei der Herz-Behandlung der 1. bis 5. Herzpunkt gegen den Uhrzeigersinn geklärt und so von angestauten Emotionen und Ballast befreit.

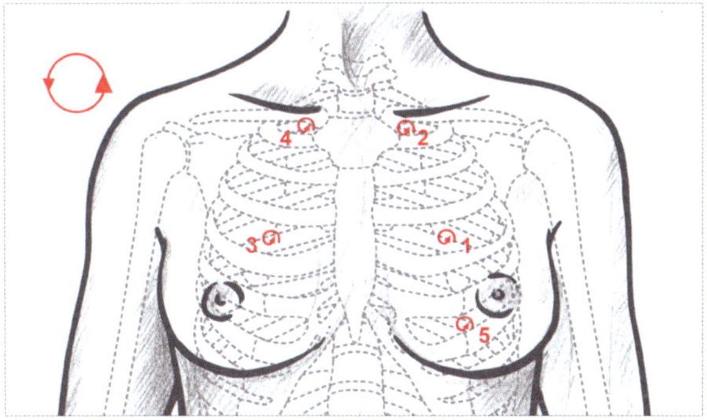

III. Prinzip — je 1 Min.

Jeder der 5 Herzpunkte wird maximal 1 Minute gegen den Uhrzeigersinn geklärt.

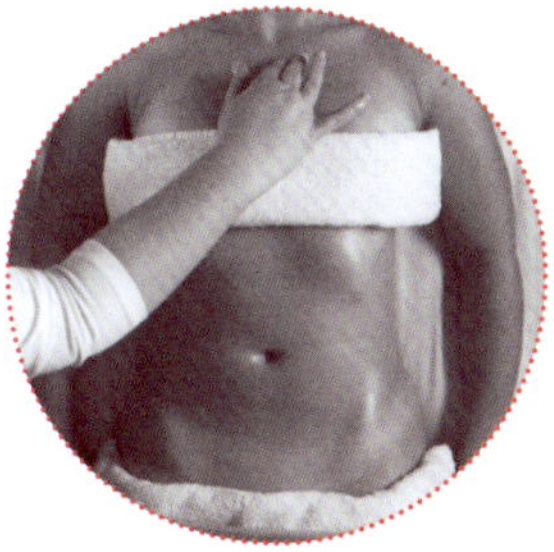

Die sanft pulsierenden Bewegungen werden als sogenannte stehende Kreiselungen mit sanfter Auflage der Fingerbeere deines Zeigefingers in den einzelnen Punkten gegen den Uhrzeigersinn durchgeführt. Du beginnst das Pulsieren auf 6 Uhr, die Emphase der punktuellen Berührung liegt bis auf 12 Uhr, wobei Du mit der Fingerbeere gegen den Uhrzeiger-sinn pulsierst. Die Strecke von 12 Uhr zurück auf 6 Uhr wird ohne nennenswerten Druck, aber dennoch mit Berührung der Haut massiert.
Nur die Fingerspitze deines Zeigefingers berührt den jeweiligen Punkt (1., 3. und 5. Herzpunkt) sehr sanft, die restliche Hand hat keinen Körperkontakt. Für den 2. und 4. Herzpunkt, der jeweils unter dem Schlüsselbeinknochen und zum Brustbein hin liegt, kommen Zeige- und Mittelfinger zusammen zum Einsatz, auch hier besteht die einzige Berührung der Patientin über diesen kreisenden Punkt.

Analog der Visualisierung, die Du deiner Patientin im Vorfeld vermittelt hast, visualisierst Du die Herzenstürchen und bist beim Aufräumen ihres Körperhauses behilflich.

Schritt #3: Das Herz klären

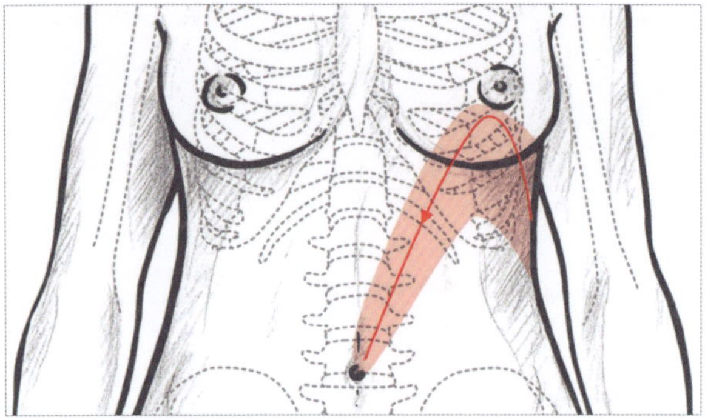

II. Prinzip 3 Min.

Den Abschluss der Herz-Behandlung bildet das dreiminütige Ableiten der gelösten Schlacken über den von Joseph B. Stephenson erdachten Herzkanal über den Magen.

Du führst eine „halbe" Scheibenwischer-Bewegung durch, überstreichst hierbei noch den 5. Herzpunkt. Du endest dann auf der Körpermittellinie senkrecht nach unten und streichst bis auf Nabelhöhe.

Deine Handkante löst sich über dem Nabel vom Körper und die Streichung beginnt von Neuem.

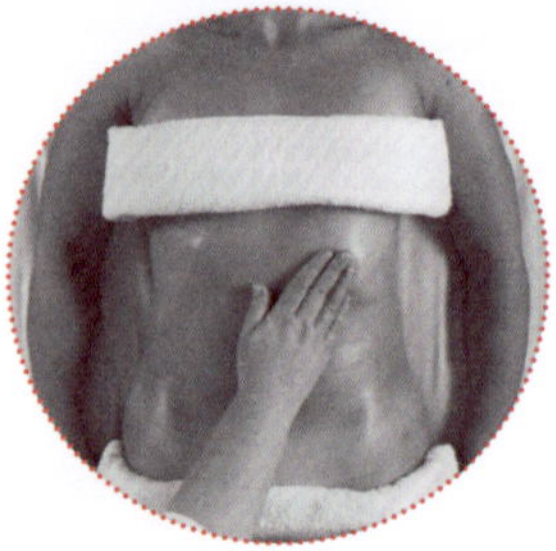

Visualisiere, wie Du die angesammelten Schlacken über den Herzkanal abfließen lässt und verabschiede sie. Danke ihnen für die geleisteten Dienste und die (Lern-)Erfahrungen, die deine Patientin mit ihnen machen durfte.

Daran anschließend gönnst Du deiner Patientin eine kurze Entspannungsphase und hältst nochmals ein Glas Wasser für sie bereit.

TFM in der Praxis

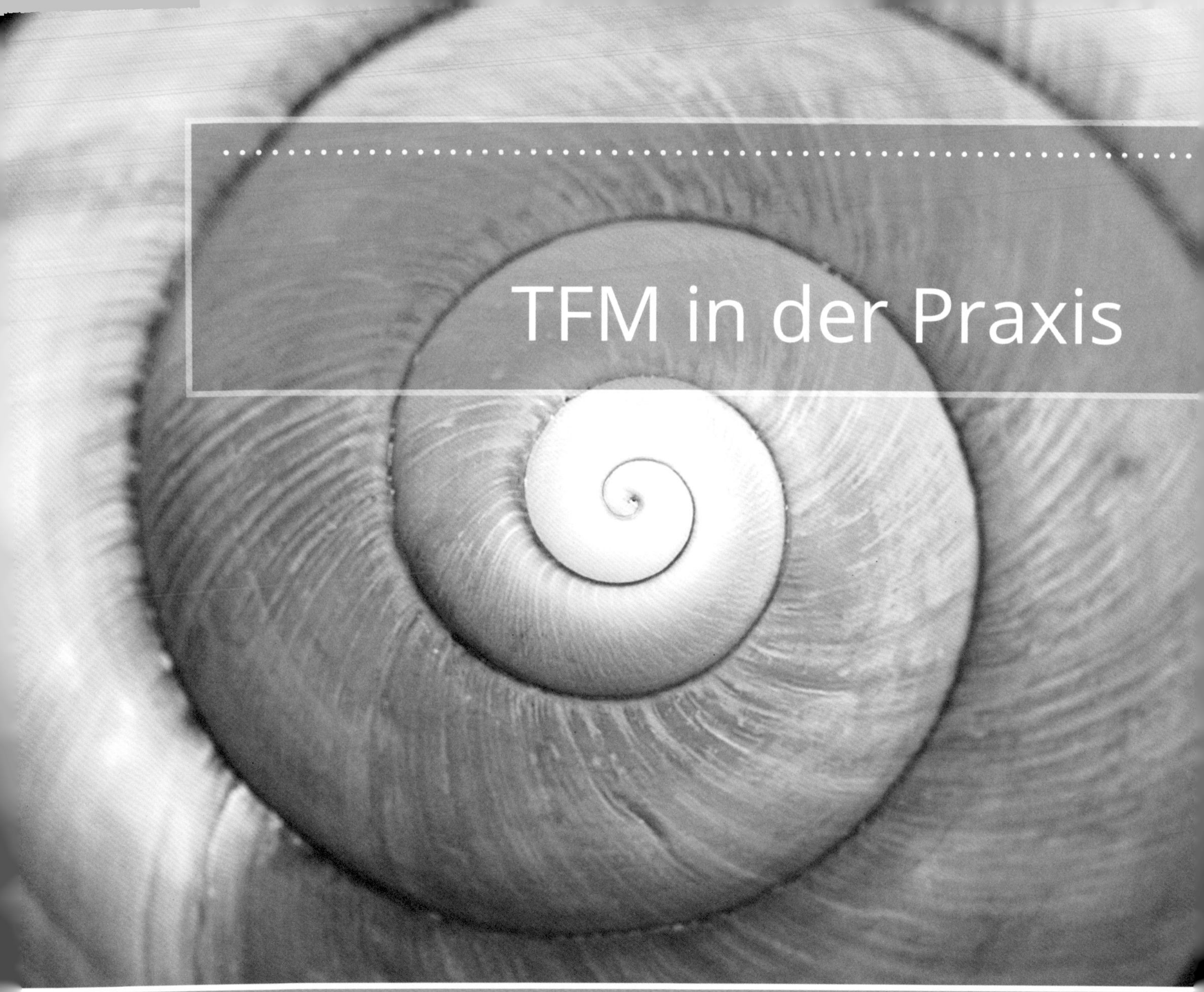

„Das Ganze ist mehr als die Summe seiner Teile."

~ Aristoteles

Das kleine 1x1 der TFM

1. Es gibt generell keine „besonders gute“ Behandlung!
   Übertreibe also die einzelnen Massage-Einheiten nicht, sondern achte auf einen tiefen Ausatem-Impuls deiner Patientin (sowie auf Dein Bauchgefühl, das dir klar sagt, wann Du zum nächsten Schritt übergehen solltest!

2. Massiere NIE alle Teile, die die TFM anbietet, sondern wäge ab, was an Beschwerden im Vordergrund steht. Hierbei gilt die Regel „akut vor chronisch.“

3. Halte dich beim Ablauf an die im Buch beschriebene Abfolge der Massage-Einheiten und beherzige jeweils die dazu aufgeführten Informationen!

4. Orientiere dich bei der Wahl der Behandlungs-Einheiten stets am Zyklus deiner Patientin!

5. Eine 10-minütige Lymphatische Grund-Behandlung ist als Basis unbedingt und immer notwendig, bevor Du weitere Massage-Einheiten anwendest! Du kannst dich an die Abfolge der Einheiten halten, wie sie im Buch beschrieben sind.

6. Die inneren Organe sollten nie ohne eine vorherige Grund-Behandlung am Bauch (⇢ S. 95) behandelt werden!

7. Beziehe bei hormoneller Dysbalance immer die Behandlung der Leber mit ein! (⇢ S. 121 f.)

8. Limitiere deine Behandlungszeit auf die maximale Dauer von 60 Minuten!

   Beispiel einer TFM-Wohlfühlbehandlung:

   10 Minuten Lymphatische Grund-Behandlung (⇢ S. 49 f.)
   10 Minuten Becken (⇢ S. 71 f.)
   25 Minuten Bauchbehandlung (⇢ S. 95 f.)
   15 Minuten Nachruhen

9. Erinnere deine Patientin im Anschluss an die TFM-Behandlung immer daran ausreichend Wasser zu trinken, um Kopfschmerzen und Übelkeit zu vermeiden!

10. Der zeitliche Abstand zwischen zwei Massage-Behandlungen ist individuell mit deiner Patientin abzustimmen, da die Körpergewebe Zeit brauchen, um sich neu einzuschwingen.

Das TFM-Glossar zur Gynäkologie

Möglichkeiten und Grenzen der Selbstbehandlung
So einfach die TFM als manuelle Methode und ihre Anwendung erscheinen mag, kenne deine Grenzen! Bessert sich ein neu aufgetretenes und akutes Geschehen nicht unter deiner Massage, so hole dir den Rat einer erfahrenen TFM-Therapeutin ein (S. 163).

TFM in deiner Praxis

Du bist Fachfrau und Therapeutin und möchtest die TFM in ihrer großen Vielfalt in dein Methodenköfferchen integrieren? Dann ist es ratsam im Vorfeld ein mehrtägiges Therapeutinnen-Seminar zu besuchen (S. 162). Der Workshop im Kleingruppen-Setting bietet dir neben den im Buch beschriebenen Behandlungen noch eine Vielzahl weiterer Behandlungen und Zusatzinformationen. Zudem bekommst du durch die ständige Kontrolle der Handgriffe die notwendige Sicherheit, um die gynäkologischen Beschwerdebilder kompetent und sicher in deiner Praxis mit TFM zu therapieren.

Wenn wir im Folgenden gynäkologische Beschwerdebilder durch Joseph B. Stephensons Vorstellung und unter Zuhilfenahme der vier Prinzipien (S. 23) betrachten, können sie folgendermaßen einteilt werden:

Temperaturausgleich I. Prinzip	**Verdichtungen II.+III. Prinzip**	**Senkungen IV. Prinzip**
Infektanfälligkeit des Unterleibes	Myome	Senkungsbeschwerden der Harnblase
Entzündungen	Zysten	Gebärmuttersenkung
Hitzewallungen während der Wechseljahre	PCOs[1]	Ischialgien
Schmerzen	Endometriose	Lumbalgien
	Hydrosalpinx	
	Narben	

Weitere Symptomenkomplexe und Krankheitsbilder können unter dem Themenschwerpunkt **Hormonbalance** zusammengefasst werden; auch hier greifen die **vier Prinzipien** (S. 23):
Zyklus- und Blutungsanomalien, Schilddrüsenerkrankungen
Unerfüllter Kinderwunsch
Schwangerschaft
Beschwerdebilder der Wechseljahre (innere Unruhe, Hitzewallungen, Schlafstörungen)

[1] Polyzystisches Ovarialsyndrom

Hormonelle Dysbalancen

! Jegliches Balancieren der Hormone macht potentiell fruchtbarer. Deshalb solltest Du deine Patientin auf alle Fälle auch in der Wahl geeigneter Verhütungs-Maßnahmen beraten.

Hormone steuern (fast) alle wichtigen Vorgänge in unserem Körper und spielen folglich eine Schlüsselrolle für unsere Gesundheit und unser Wohlbefinden. Sind die Hormone im Ungleichgewicht, kann uns dies sowohl körperlich als auch seelisch aus der Bahn werfen.
Das hormonelle Missverhältnis äußert sich beispielsweise durch kalte Extremitäten, Wassereinlagerungen im Gewebe und Schmerzen in Brüsten und im Kreuz, Haarausfall, Libidoverlust, Stimmungsschwankungen bis hin zu depressiven Phasen und diffusen Angstgefühlen.

Ist das Östrogen dominant, resultiert daraus ein Progesteronmangel, dem viele bekannte Krankheitsbilder der gynäkologischen Begleitpraxis zugeschrieben werden können: allen voran das große Thema der Menstruationsbeschwerden, aber auch Bluthochdruck, Burn-Out, Depression, Endometriose, Fehlgeburten, Fertilitätsstörungen, Migräne, Osteoporose, PCOs, Schilddrüsenerkrankungen oder Wechseljahresbeschwerden gehören dazu.

Behandlung mittels Hormon-Schema der TFM

Bei jeglichem hormonellen Ungleichgewicht ist es wichtig, die Leber zu stärken, damit diese ihre Arbeit gut verrichten kann. Leite deine Patientin auf alle Fälle an, wie sie den ersten Teil der Leber-Behandlung (···> S. 124) als Selbstbehandlung zuhause durchführen an.
Mit der Behandlung der Nebennieren (···> S. 63), Gonaden (···> S. 105) und der Schilddrüse (···> S. 81) kannst Du aktiv die hormonproduzierenden Drüsen beeinflussen. Hier wirkt die TFM hormonell ausgleichend.

<table>
<tr><td colspan="9">1. Zyklushälfte</td><td colspan="5">····· variabel ·····</td><td colspan="2">ES</td><td colspan="14">2. Zyklushälfte</td></tr>
<tr><td>1</td><td>2</td><td>3</td><td>4</td><td>5</td><td>6</td><td>7</td><td>8</td><td>9</td><td>…</td><td>…</td><td>…</td><td>…</td><td>…</td><td></td><td></td><td>12</td><td>11</td><td>10</td><td>9</td><td>8</td><td>7</td><td>6</td><td>5</td><td>4</td><td>3</td><td>2</td><td>1</td><td>1</td><td>2</td></tr>
<tr><td colspan="30">Lymphatische Grund-Behandlung, Nieren & Nebennieren, Lotos-Massage, Leber</td></tr>
<tr><td colspan="3">KEINE Massage des Bauches</td><td colspan="11"></td><td colspan="9">KEINE Drainage des kleinen Beckens, um die potentielle Einnistung nicht zu gefährden</td><td colspan="7"></td></tr>
</table>

Zur generellen endokrinen Balance kannst Du die Schilddrüse alle 4 Wochen in dein Behandlungsschema integrieren. Die Frequenz der anderen aufeinander folgenden Behandlungen hingegen orientiert sich sowohl am Zyklus als auch an den Symptomen deiner Patientin.

➔ Beachte stets die Frequenz der Behandlungseinheiten und gib dem Körper genügend Zeit zwischen den einzelnen Behandlungen.

Durch die Lotos-Massage und die anderen am kleinen Becken durchgeführten Massagegriffe (⇢ S. 97 ff.) werden die Sexualorgane besser durchblutet und somit in ihrer Funktion gestärkt.

Brustspannen

Die Mastodynie, das schmerzhafte Spannungsgefühl der Brüste, zählt zu den häufigsten PMS-Beschwerden (⇢ S. 151) und verschlimmert sich in den Tagen vor der Monatsblutung; es kann in seltenen Fällen auch dauerhaft bestehen. Brustspannen kann mit dumpfem oder stechend ziehendem Schmerz im oberen äußeren Brustquadranten einhergehen. Erschütterungen des Brustgewebes oder Berührung sind dann für manche Frauen unerträglich.

Behandlung mit der TFM

Du behandelst nach dem Hormon-Schema (⇢ S. 140). Aufgrund der Östrogendominanz hat sich vermehrt Lymphe im Brustgewebe eingelagert. Mit einer verlängerten Lymphatischen Grund-Behandlung und besonderem Augenmerk auf das Öffnen des Terminus (⇢ S. 52) und den Tannenbaum-Griff (⇢ S. 58) bringst Du die Lymphe zum Abfließen. Als letzte Sequenz hat sich auch der erste Schritt der Herz-Behandlung (⇢ S. 131) bewährt.

Eileiterverschluss

Die Diagnose *Hydrosalpinx* begegnet uns in unserer Praxis im Rahmen der Diagnostik rund um das Thema Kinderwunsch (⇢ S. 144). Hierunter versteht man die Stauung von Sekret im Eileiter. Damit ist der Eileiter verschlossen, was das Entstehen einer natürlichen Schwangerschaft verhindert. Ursache für den Verschluss ist öfters eine zurückliegende Eierstock- oder Eileiterentzündung, auch Endometrioseherde können verantwortlich sein. Schulmedizinisch wird in hoher Zahl zum Entfernen des Eileiters geraten, da anschließend die Chancen einer künstlichen Befruchtung größer sind.

Begleitbehandlung mit der TFM

Gemäß der vier Prinzipien (⇢ S. 23) handelt es sich bei dem Sekret um ein „Zuviel an Gewebe", das nach guter Lymphvorbehandlung mit viel seitlicher Drainagearbeit (⇢ S. 100) behandelt wird, die täglich zuhause durchgeführt werden sollte.
Unterstützt werden kann diese Behandlung durch das gleichzeitige Visualisieren eines gut funktionierenden Eileiters, der sich rhythmisch bewegt und mithilfe unzähliger kleiner Flimmerhärchen, den *Zilien*, die Eizelle wie auf einem „wuscheligen" Teppich in Richtung Gebärmutter transportiert.

Endometriose

Normalerweise kleidet das Endometrium, die sich zyklisch aufbauende Gebärmutterschleimhaut, nur das Innere des Uterus aus. Bei der Endometriose handelt es sich um gutartige, jedoch meist sehr schmerzhafte versprengte Schleimhautwucherungen außerhalb der Gebärmutter, die genauso hormonell gesteuert sind und damit gleichermaßen dem zyklischen Wachstum der Gebärmutterschleimhaut unterliegen. So verschieden die Orte sind, an denen sich Endometriumgewebe ansiedeln kann, so unterschiedlich kann die Ausprägung der Erkrankung sein. Oft zeigen sich „nur" stecknadelkopfgroße Auflagerungen, doch es kann auch zur Entwicklung blutgefüllter (Schokoladen-) Zysten kommen, die ursächlich für zyklische Schmerzen sind. Begleiterscheinungen können auch Verklebungen zwischen Gebärmutter, Eileitern, Eierstöcken, Harnblase und Darm sein. Diese Chimäre unter den gynäkologischen Krankheiten bleibt leider allzu häufig im Verborgenen und beschert den Betroffenen einen oftmals langen Leidensweg bis zur korrekten Diagnosestellung.

Endometriose-Behandlung mit der TFM

Die tief infiltrierte[1] aber auch außerhalb des Uterus versprengte Schleimhaut, die nach der TFM-Methode ein „Zuviel an Gewebe" darstellt, behandelst Du maßgeblich nach dem II. und III. Prinzip (S. 26) mit kreisenden, lösenden Griffen und viel sanfter Drainagearbeit am Bauch. Auch Verklebungen werden gleichermaßen behandelt, wobei das Lösen und das in den Fluss-Bringen der Gewebe am unteren Rücken sowie direkt über dem kleinen Becken gleichzeitig mit Visualisierungen unterstützt werden können. Von großer Wichtigkeit zur Schmerztherapie ist zusätzlich das Zentrieren der Energiebahnen (S. 103).

Der Behandlungszeitpunkt im Zyklus richtet sich bei Endometriose nach dem Auftreten von Beschwerden durch die Endometriose-Herde und ist daher individuell mit deiner Patientin abzustimmen.

Patientinnen-Stimme

„Ich habe noch immer den Spruch meines Gynäkologen im Ohr: „Schmerzen während der Mens sind normal!" – Dass die Schmerzen von einer Endometriose herrühren, kam erst während der Geburt meiner Tochter per Kaiserschnitt raus. Seit ich mich regelmäßig mit TFM behandeln lasse, sind die dumpfen Schmerzen unter der Mens so erträglich geworden, dass ich weitgehend auf Schmerzmittel verzichten kann."

[1] ins umliegende Gewebe eingedrungen

Kinderwunsch

Viele Paare trifft die ärztliche Diagnose, dass das ersehnte Wunschkind wohl noch länger auf sich warten lassen wird, unvorbereitet und unerwartet.

Joseph B. Stephenson gibt in seinen Schriften die Empfehlung, die Fruchtbarkeits-Behandlung monatlich durchzuführen. In Dr. Gowri Mothas langjähriger Praxis als Gynäkologin hat sich jedoch ein Schema bewährt, welches sich am Zyklus der Frau orientiert, wobei während Befruchtung und Einnistung der Eizelle nicht am Bauch gearbeitet wird.
Die begleitende Behandlung bei unerfülltem Kinderwunsch wird für bis zu zehn aufeinander folgende Monate durchgeführt bzw. solange, bis eine Schwangerschaft eintritt.

Behandlung mit der TFM

Die TFM kann die Empfängnisbereitschaft des Körpers unterstützen: die verlängerte Lymphatische Grund-Behandlung sowie die Drainage des Beckens dienen der Mobilisierung von Kongestionen und der Entschlackung. Des Weiteren wird durch die Kreuzbeinarbeit sowie die Behandlung am Bauch das kleine Becken optimal durchblutet. Du therapierst über das Schema für hormonelle Dysbalancen (→ S. 140). Denke hier vor allem an Schilddrüse (→ S. 81) in Kombination mit der Herzbehandlung (→ S. 127).

Auch für den Partner gibt es zur Verbesserung des Spermiogramms spezielle Einheiten: neben dem Entgiftungseffekt durch die Lymphatische Grund-Behandlung wird auch das Hodengewebe stimuliert. Eine spezielle Prostata-Massage, die sanft über die Reflexzone der Prostata geführt wird, rundet das Kinderwunsch-Konzept für den Mann ab.

Patientinnen-Stimme

„Über 3 Jahre hatten mein Partner und ich, 34 Jahre alt, die Sehnsucht nach einem Kind. Also habe ich die Pille abgesetzt. Trotz meiner regelmäßigen Regelblutung und unauffälligem Spermiogramm meines Partners wollten wir aber nicht schwanger werden.

Trotz des vom Gynäkologen für mehrere Zyklen verschriebene Clomifens waren unsere Bemühungen nicht von Erfolg gekrönt, weshalb er uns nahelegte, eine IVF-Klinik aufzusuchen. Eine künstliche Befruchtung kam für uns jedoch nicht in Frage! Deshalb wagten wir den Schritt in die Naturheilpraxis von Frau Pfeiffer: Nach einem sehr ausführlichen Anamnese-Gespräch lernte ich die entspannende und wohltuende Therapeutische Frauen-Massage kennen. Eine wärmende Salbe zum Auftragen auf den Unterbauch und zur Stimulation der Eierstöcke und die abendliche Selbstmassage führten dazu, dass ich nach nur fünf Behandlungen einen Eisprung hatte und ich wurde noch im gleichen Zyklus schwanger."

Zertifizierte TFM-Therapeutinnen bieten in ihren Praxen auch Einzel-Coachings für die TFM-Behandlungen in der Kinderwunschzeit an und entwickeln gemeinsam mit dem Paar die individuell beste Therapiestrategie.

Mensschmerzen

Der mit am häufigste Grund, warum Frauen nach einer naturheilkundlichen Begleitung suchen, ist Dysmenorrhoe – schmerzhafte und krampfartige Regelblutungen. Die Schmerzzustände und Krämpfe der Gebärmutter können hierbei mehrere Tage anhalten. Ursache können neben einem hormonellen Ungleichgewicht auch Endometriose, entzündungsbedingte Verklebungen, Uterusfehlbildungen oder auch Myome sein. Nicht selten kommen in der Biographie der Patientin auch sexuelle Gewalterlebnisse vor.

Behandlung von Dysmenorrhoe mit der TFM

Zum Hormonausgleich wird vor Beginn der Periodenblutung in der 2. Zyklushälfte noch vor Einsetzen der Blutung therapiert. Allein die sanfte Kontaktaufnahme und Berührung wirken sich positiv in die bei Dysmenorrhoe gesteigerte Prostaglandinsynthese aus. Du kannst vor allem mittels der Grundbehandlung des Beckens (⇢ S. 71 ff.) Spannung aus dem Beckenring nehmen. Über die Entstauung des Kreuzbeins (⇢ S. 78) bereitest Du über den Rücken die Organe des kleinen Beckens vor. Lotos-Behandlung (⇢ S. 97) und eine verlängerte seitliche Drainage (⇢ S. 100) bringen die Fülle im Becken zum Abfließen, die Gebärmutter-Behandlung (⇢ S. 115) rundet die Sequenz ab.

➔ Die Lymphbehandlungen an Rücken und Bauch bringen gleichzeitig feststeckende Gefühle in den Fluss. Achte daher in deinen TFM-Behandlungen stets auf vegetative Symptome deiner Patientin. (⇢ S. 33)

Migräne

Migräne kann sehr viele Ursachen haben – in unserer Praxis sehen wir sie häufig hormonell bedingt. Der Schmerz ist pulsierend, kann aber auch beständig hinter den Augen auftreten oder quer über den Kopf verlaufen.

Migränebehandlung mit der TFM

Bereits mithilfe einer verlängerten Lymphatischen Grund-Behandlung mit dem Augenmerk auf die Griffe am Nacken (⇢ S. 56 f.) können die Beschwerden gelindert werden. Daran anschließend folgt die Behandlung der Nieren (⇢ S. 63) und eine die gerade Rückenmuskulatur entspannende Becken-Behandlung. Die Lotos-Massage (⇢ S. 97) und die Leber-Behandlung (⇢ S. 121), deren 1. Schritt auch selbst durchgeführt werden kann, runden die Migränesequenz ab.

! Bei länger anhaltenden bzw. häufig auftretenden Kopfschmerzen ist es wichtig, einen Arzt oder Heilpraktiker zur weiteren Abklärung zu kontaktieren.

Myome

Myome sind gutartige Gewebsneubildungen, die in der Gebärmuttermuskulatur aus unreifen Muskelzellen wachsen. Sie entstehen unter Östrogen-Einfluss, wobei je nach Lage und Größe die Beschwerden variieren. Neben Schmerzen im Unterbauch oder Kreuz sowie Beschwerden beim Geschlechtsverkehr kann es auch zum Druck auf die Blase und zu Harndrang kommen. Sofern der Darm durch das Myom betroffen ist, zu Obstipation[1].

! Bei lange anhaltenden oder verstärkten Monatsblutungen sollten immer auch Myome bildgebend ausgeschlossen werden, denn die starken Blutungen können eine Anämie[2] zur Folge haben.

[1] Verstopfung [2] Blutarmut

Myombehandlung mit der TFM

Die „Verdichtung" des Muskelgewebes und die sich daraus ergebende Stauungsproblematik werden nach dem II. und III. Prinzip mit kreisenden Bewegungen und viel Drainage-Arbeit direkt über dem befundeten Areal im kleinen Becken bearbeitet. Bei Druckbeschwerden im Bauch ist die Uterus-Behandlung (S. 115) während des blutungsfreien Intervalls dienlich. Um die hormonelle Dysbalance auszugleichen, sollten auch Nebennieren (S. 63), Gonaden (S. 105) und Leber (S. 121) mitbehandelt werden.

Sofern Du die Myome aufgrund ihrer Lage nicht als derbe Struktur durch die Bauchdecke wahrnehmen kannst, visualisierst Du das „Zuviel an Gewebe" und stellst dir bei der Behandlung vor, wie Du um die Grenzen des Myomgewebes herum kreiselst und es einlädst sich aufzulösen und über den im 2. Schritt der Grundbehandlung des Bauches (S. 95) geöffneten Drainage-Kanal abfließen lässt.

Patientinnen-Stimme

„Gleich mehrere Myome begleiten mich seit Jahrzehnten. Je nach Zykluszeit fühlte ich mich wie der böse Wolf mit den Wackersteinen im Bauch. Durch die regelmäßige Myombehandlung mit der TFM sind die Myome nun „verträglicher" geworden und haben sich soweit verkleinert, dass ich sie zwar noch fühlen kann, aber nun während meines ganzen Zyklus normale Hosen ohne Gummibund tragen kann."

Narben

Gibt die Patientin im Anamnese-Gespräch operative Eingriffe, wie Bauchspiegelungen, eine Blinddarm-OP oder einen Kaiserschnitt an, müssen wir mit Verklebungen der einzelnen Schichten der Bauchdecke rechnen.
Auch Infektionen können zu einer mangelnden Beweglichkeit der Eierstöcke und Eileiter führen, was in einer mangelnden Organdurchblutung resultieren kann und die Situation des betroffenen Organs verschlechtert.

Narbenhandlung mit der TFM

Schon alleine das Olivenöl pflegt die Narbe und das sie umgebende Gewebe. Du gehst zunächst für einige Behandlungen vorsichtig vor und beginnst nur mit der Grundbehandlung am Bauch (S. 95 ff.). Durch sehr sanfte Kreiselungen nach dem III. Prinzip um das Narbengewebe herum werden auch tiefer liegende Verklebungen der einzelnen, durch die Operation verletzten Schichten gelöst, womit auch die Funktionalität eines ganzen Organs wieder hergestellt wird.

Du arbeitest generell nicht an frischen Narben! Den Geweben wird nach operativen Eingriffen mindestens 6 bis 8 Wochen Ruhe gegeben, damit auch die tieferen Bauchdeckenschichten heilen können.

Sind nach einem operativen Eingriff Narbenschmerzen vorhanden, kannst Du deine Patientin anleiten, nach dem I. Prinzip das betroffene Gewebsareal zunächst berührungsfrei selbst zu behandeln.

Nierenbeckenentzündung

Meistens entwickelt sich eine Nierenbeckenentzündung aus einer aufsteigenden Harnwegsinfektion, wobei Bakterien von der Blase aufwärts ins Nierenbecken einwandern. Risikofaktoren für eine Nierenbeckenentzündung sind oft im Zusammenhang mit einer hormonellen Dysbalance während der Schwangerschaft oder den Wechseljahren zu finden, aber auch Harnstau, Stoffwechselstörungen oder eine geschwächte Immunabwehr können ursächlich sein.

! Beachte die Grenzen der Selbstbehandlung und suche, wenn sich die Beschwerden nicht binnen 24 Stunden gebessert haben sollten, ärztlichen Rat.

Unterstützende Behandlung mit der TFM

Wie alle Entzündungen wird auch eine Nierenbeckenentzündung nach dem I. Prinzip direkt über der Nierenzone behandelt. Da es sich meistens um eine bakterielle Entzündung mit Blasenbeschwerden handelt, sollte auch die Symphysenregion mit in die berührungsfreie Behandlung aufgenommen werden.

Treten Entzündungen wiederholt auf, kannst Du in den beschwerdefreien Intervallen die Nieren durch eine Nieren-Behandlung (⇢ S. 63) stärken und nach einer kurzen Grundbehandlung am Bauch auch die Blasenbehandlung durchführen.

PCOs (Polyzystisches Ovarialsyndrom)

Beim Polyzystischen Ovarialsyndrom handelt es sich um die Kombination einer hormonellen Dysbalance (erhöhte Testosteronwerte) und Schilddrüsenerkrankungen mit Stoffwechselsymptomen wie Insulinresistenz und Fettstoffwechselstörungen. Des Weiteren besteht ein erhöhtes Risiko für Herz-Kreislauf-Erkrankungen und Diabetes Typ II. Die Auslöser für PCOs sind bislang unbekannt.

Gemäß der Rotterdam-Klassifikation definiert sich PCOs, wenn zwei der drei folgenden Kriterien zum Tragen kommen:

1. polyzystische Ovarien: im bildgebenden Verfahren sind perlschnurartig aneinander gereihte unreife Follikel sichtbar, die im Eierstock verbleiben
2. vermehrtes bis hin zu chronisches Ausbleiben der Menstruationsblutung bzw. fehlende Eisprünge
3. Vermännlichung, die sich in vermehrter Körperbehaarung (Bartwuchs, Brusthaare, Bauchbehaarung) sowie Haarausfall auf dem Kopf vom männlichen Typ sowie dem Auftreten von Akne, unreiner und fettglänzender Haut äußern

Behandlung mit der TFM

Neben den Grundbehandlungen (verlängerte Lymphatische Grund-Behandlung, Becken-Behandlung, Grundbehandlung am Bauch) zum Anregen der *Life Force* besteht das Hauptaugenmerk auf dem Wiederherstellen der hormonellen Balance und besonders auf dem Anregen der Eierstockfunktion über die Gonaden-Behandlung (S. 105), wobei der erste Teil der Leber-Behandlung (S. 121) als tägliche Selbstanwendung für zuhause empfohlen wird.

PMS (Prämenstruelles Syndrom)

Hinter dem Begriff des „Prämenstruellen Syndroms" verbirgt sich ein ganzer Symptomenkomplex. Der Zeitpunkt im Zyklusgeschehen, der die „Tage vor den Tagen" einläutet, ist ebenso individuell wie die für jede Frau spezifischen und dennoch als typisch geltenden Beschwerden. Einige leiden schon ab dem Eisprung unter körperlichen wie auch psychischen Beschwerden, andere wissen, dass genau am Nachmittag des 23. Zyklustags Aufgedunsensein auftritt oder die „altbekannten" Schmerzen im Unterleib beginnen.
Andere PMS-Symptome sind Wassereinlagerungen, Brustspannen und schwere Beine. Frau schwitzt des Nachts oder erduldet tapfer Kopfschmerzen, die pünktlich mit dem Einsetzen der Blutung dann auch wieder verschwinden. Appetitlosigkeit wechselt sich mit Heißhungerattacken ab. Gern kündigt sich die Mens schon mal mit Schmierblutungen an. Manche Ehemänner führen Buch, ab wann Reizbarkeit und Stimmungsschwankungen die sonst liebliche Holde für den Rest des Zyklus zum Drachen mutieren lassen.

Die Liste an Symptomen, die in der zweiten Zyklushälfte auftreten können, ist lang und keineswegs vollständig aufgeführt – der gemeinsame Nenner ist einzig ein hormonelles Ungleichgewicht, dem Du naturheilkundlich mit Lymphanregung sowie Entgiftung/Ausleitung begegnen kannst.

Behandlung von PMS-Beschwerden mit der TFM

Du behandelst ein bis zwei Tage bevor die Beschwerden auftreten. Eine verlängerte Lymphatische Grund-Behandlung sowie die Nieren-Behandlung sind hierbei ein Muss, um die Lymphe in Fluss zu bringen und die Östrogendominanz-bedingten Ödeme auszuleiten.

Wohltuend bei Schmerzen ist der erste Schritt der Becken-Behandlung (S. 71), mit dem Du die Spannung aus dem Beckengürtel nimmst, sowie eine verlängerte Bauchbehandlung mit viel seitlicher Drainagearbeit (S. 100). Auch hier beziehst Du die Leber (S. 121) mit ein.

Post-Pill-Syndrom

Dieser Ausdruck fasst Zyklusstörungen und Beschwerden zusammen, die nach dem Absetzen hormoneller Verhütung auftreten können. Nach der letzten Abbruchblutung durch die Pille lässt eine natürliche Regelblutung möglicherweise lange auf sich warten. Es treten Zyklen ohne Eisprünge, PMS-Beschwerden und Schmierblutungen auf.
Da unsere Gewebe sehr sensibel auf künstliche Hormongaben reagieren, ist es wichtig, den Körper gezielt zu entschlacken und zu entgiften.

Behandlung mit der TFM

Neben den Grundbehandlungen (Lymphatische Grund-Behandlung, Becken-Behandlungen und der Lotos-Massage wird vor allem die Leber (S. 127) therapiert. So kann die Leber einer ihrer wichtigen Aufgaben besser gerecht werden, nämlich Hormone – allen voran Progesteron – zu synthetisieren.

Des Weiteren braucht es eine tägliche Stimulation der Gonaden. Diese kann deine Patientin als Selbstbehandlung zuhause durchführen.
In der Praxis hat sich die regelmäßige Gebärmutter-Behandlung (S. 115) bewährt. Durch die passiven Streichungen nach oben wird sie im kleinen Becken stimuliert und eingestellt – und folglich besser versorgt.

Pubertät und Menarche

Die Zeit der eintretenden Geschlechtsreife ist äußerlich sichtbar durch die Entwicklung der sekundären weiblichen Geschlechtsmerkmale geprägt. Höhepunkt der ersten Wandelphase in unserem Frauenleben ist die erste Regelblutung, die Menarche. Bis sich der Zyklus eingespielt hat, fahren die Hormone in dieser sensiblen Zeit öfter Achterbahn – mit an Bord körperliche wie emotionale Symptome: Schmerzen vor oder während den häufig noch unregelmäßigen Blutungen, Hautunreinheiten und Akne sowie Stimmungsschwankungen.

Behandlung mit der TFM

Allein schon die sanfte Berührung und liebevolle Hinwendung tun gut, den sich verändernden Körper wahrzunehmen und anzunehmen. Eine regelmäßige TFM-Behandlung trägt zur Hormonbalance (S. 140) bei, die einfache Becken-Behandlung (S. 71 ff.) nimmt in Kombination mit der Grundbehandlung am Bauch (S. 95) die Spannung und Schmerzen aus dem Becken. Als besonders angenehm wird der Zentrierungsgriff (S. 103) empfunden.

Patientinnen-Stimme

„Ich bin Mama einer 13-Jährigen und wir beiden haben es oft nicht leicht. Die erste Regelblutung meiner Tochter war vom Verlauf und der Blutungsstärke her nicht das Problem. Allerdings wollte sich kein wirklich regelmäßiger Zyklus einstellen. Die Pille wollte ich ihr deswegen nicht verschreiben lassen und habe nach einer Alternative geforscht. Seit einem TFM-Coaching massiere ich sie nun regelmäßig, was ihr und auch unserer Mutter-Kind-Beziehung guttut. Seither gehören auch die Schmerzen vor der Mens der Vergangenheit an."

Reizblase

Diesem chronischen Reizzustand der ableitenden Harnwege, der mit schmerzhaftem und unerträglichem Harndrang einhergeht, liegen meist hormonelle als auch psychische Faktoren zugrunde. Ursächlich können auch vorangegangene Geburten, eine Beckenbodenschwäche oder eine Senkung der Gebärmutter sein.

Behandlung mit der TFM

Nach den Grundbehandlungen am Rücken wird das Kreuzbein (→ S. 78) massiert. An eine verlängerte Grundbehandlung am Bauch schließen sich beide Schritte der Blasen-Behandlung (→ S. 109) an. Es ist von Vorteil, die Akupressur der Pudendus-Punkte regelmäßig selbst durchzuführen, um darüber den Blasenschließmuskel regelmäßig zu stimulieren.
Mögliche Senkungsbeschwerden der Gebärmutter können mit dem Gebärmuttergriff (→ S. 115) behandelt werden.

Schilddrüsenfehlfunktionen

Obwohl die Schilddrüsenwerte oftmals labortechnisch in der (breiten) Norm sind, berichten Patientinnen von Beschwerden, die jedoch in ihrer Gesamtheit nicht unbedingt in das Krankheitsbild einer Über- oder Unterfunktion zu klassifizieren sind.

Behandlung mit der TFM

Bei jeglicher Schilddrüsenbehandlung ist zu berücksichtigen, dass immer eine Lymphatische Grund-Behandlung (→ S. 49) vorangeht und die Einheit mit einer Herz-Behandlung (→ S. 127) endet.

! Die Frequenz der Schilddrüsen-Behandlungen richtet sind individuell nach den Symptomen der Patientin.

Schwangerschaft

Schwangerschaft ist natürlich keine Krankheit – aber zu keiner Wandlungsphase in unserem Frauenleben machen wir in so kurzer Zeit so viele „gravierende" Veränderungen durch: neben unserem sich wandelnden Frauen-Körper nimmt das werdende und wachsende Leben auf Hormonhaushalt, Herz-Kreislauf-System, Stoffwechsel und Haut großen Einfluss. In welcher Intensität Befindlichkeiten und Beschwerden in der Schwangerschaft auftreten, ist individuell und von Schwangerschaft zu Schwangerschaft verschieden.

Behandlung mit der TFM

Eine grundlegende „Mama-Massage" wäre zum Beispiel die Lymphatische Grund-Behandlung, die Nieren-Behandlung, die Grundbehandlung des Beckens und des Bauches sowie eine Herz-Behandlung (→ S. 127), um den Herzmuskel zu stärken und sowohl funktionell wie emotional auf seine wachsenden Aufgaben vorzubereiten.

Patientinnen-Stimme

„In meiner 2. Schwangerschaft gab es viele Situationen, in denen mich weder Partner noch Arzt richtig unterstützen konnten: Kleine Wehwehchen, Unwohlsein, Strapazen...

Die Mama-Massagen aus der TFM haben mir dabei geholfen „in der Mitte" zu bleiben und trotz aller Schwierigkeiten auch Momente des Genießens zu finden – eins zu sein mit den Zwillingen und mir. Sie taten Körper und Seele gut, nicht nur der Mama, sondern auch den Babys."

Zertifizierte TFM-Therapeutinnen bieten in ihren Praxen Coachings für werdende Eltern an: so kann auch der werdende Vater aktiv an der Schwangerschaft partizipieren, Teile der Mama-Massage übernehmen und seine schwangere Partnerin zwischen den therapeutischen Behandlungen, die ganz auf das Wachstum und die Entwicklung des Kindes abgestimmt sind, unterstützen.

Senkungsbeschwerden

Unser Beckenboden ist dafür verantwortlich, die Organe des kleinen Beckens (Blase, Gebärmutter, Darm) in Position zu halten. Eine Senkung kann durch eine Beckenbodenschwäche, erblich bedingte Bindegewebsschwäche, als Folge von Schwangerschaften und Geburten, bei Adipositas oder auch durch unsachgemäßes Heben zu schwerer Lasten auftreten.

Behandlung mit der TFM

Bei Senkungsbeschwerden werden Harnblase (⇢ S. 109) und Gebärmutter (⇢ S. 115) stets aufwärts bearbeitet, um die Gewebe zu tonisieren. Jeder Behandlung geht eine verlängerte Lotos-Behandlung (⇢ S. 97) voran.

Verlust der Weiblichkeit

Mit der Entfernung der Gebärmutter gehen bewusst oder unbewusst Trauerprozesse einher.
Der Eingriff stellt gleichzeitig auch einen Angriff auf die Weiblichkeit und Fruchtbarkeit dar und bringt die Betroffene von jetzt auf gleich unvorbereitet in die hormonelle Situation der Wechseljahre. Der weibliche Körper verliert seinen vertrauten Rhythmus.

Behandlung mit der TFM

Joseph B. Stephenson behandelt auch nach der Entnahme eines Organs die Stelle, an der es sich befunden hat, so als wäre es physisch noch im Bauchraum vorhanden.
Neben der Narbenbehandlung (⇢ S. 149) werden mithilfe des II. Prinzips die Gewebe und damit die *Life Force* (⇢ S. 23) aktiviert und dem Körper auf allen Ebenen wieder Beweglichkeit und Lebendigkeit ermöglicht. Des Weiteren führst Du die Gebärmutter-Behandlung durch.

Wechseljahre und Senium

Die Veränderung, die diese Wechselzeit mit sich bringt, ist der Übergang von der fruchtbaren Phase hinüber in die weise Phase des Frauseins. Unser Körper sowie unsere Einstellung zu Vielem wandeln sich. Die Hormone und die Eierstockreserve gehen allmählich zur Neige. Unsere Nebennieren übernehmen nach und nach die Produktion der Geschlechtshormone. Allerdings tun uns die Hormone nicht den Gefallen, langsam und beständig, sondern schnell und rapide zu sinken: wir werden dünnhäutiger, sind äußerem und inneren Stress weniger gut gewachsen.
Die hormonellen Schwankungen bescheren uns in den Östrogentälern „typische“ Wechseljahresbeschwerden wie Konzentrations- und Schlafstörungen, Stimmungsschwankungen und depressive Phasen, Hitzewallungen, funktionelle Herzbeschwerden, Trockenheit von Haut und Schleimhäuten. Diese sind – je nach Stressaufkommen – durchaus behandlungsbedürftig, weil sie unsere gewohnte Lebensqualität deutlich mindern.

Die gute Nachricht dabei: Diese Beschwerden sind vorübergehender Natur.

Behandlung mit der TFM

Je älter wir werden, umso bedürftiger sind wir nach Berührung: bereits eine sanfte Öl-Behandlung ohne therapeutische Absicht wird als wohltuend empfunden.
Die Lymphatische Grund-Behandlung (⇢ S. 49), die Nieren-Behandlung (⇢ S. 63) sowie die Lebereinheit (⇢ S. 121) dienen – wo die Mensblutung mit ihrer Ventilfunktion nach und nach versiegt – als Entgiftungs- und Ausleitungsimpulse. Die Behandlung der Nebennieren macht uns stressresistenter und balanciert die Hormone. Die Baucharbeit (⇢ S. 95 f.) und die Herz-Behandlung (⇢ S. 127) versöhnen. Der Zentrierungsgriff (⇢ S. 103) bringt uns in unsere Mitte.

Zysten

Bei Zysten handelt es sich um mit Flüssigkeit (Gewebsflüssigkeit, Blut) gefüllte Hohlräume im Gewebe. Sie sind häufig symptomlos und können daher lange unentdeckt bleiben. Der Begriff Ovarialzyste fasst alle zystischen Veränderungen am Eierstock zusammen. Vom Entstehungsmechanismus her bezeichnet man sie als funktionelle Zysten, da sie unter hormonellem Einfluss während des Zyklus entstehen.
Eierstockzysten haben eine hohe Remissionsrate, d. h. sie bilden sich manchmal von alleine wieder zurück.
Das Platzen einer Zyste ist möglich – nicht nur unter einer manuellen Behandlung. Hierbei tritt der Inhalt der Zyste in den Bauchraum aus. Der Körper ist imstande kleinere Zysten selbst zu resorbieren. Bei größeren Zysten können Bauchschmerzen bis hin zu Fieber auftreten, die austretende Flüssigkeit kann nachfolgend zu Verklebungen führen. (→ Eileiterverschluss S. 142)

Der Name Follikelzyste gibt Aufschluss über die Entstehung: Es handelt sich um ein nicht gesprungenes Eibläschen, das im Eierstock verbleibt. Lagert es in seinem Inneren Flüssigkeit ein, entwickelt sich eine Follikelzyste.
Eine Gelbkörper- oder Corpus-Luteum-Zyste ist eine durch Einblutung in den Gelbkörper entstandene Zyste.
Polyzystische Ovarien, perlschnurartig aufgereihte funktionelle Zysten, sind eines der Hauptmerkmale von PCOs (→ S. 150)

Des Weiteren gibt es sogenannte Retentionszysten, die auch als Schokoladenzysten bezeichnet werden. Sie enthalten in ihrem Inneren braungefärbte Blutabbauprodukte und gehören zum Krankheitsbild der Endometriose (→ S. 142).

Während die Schulmedizin je nach Zystengröße operativ vorgeht, wird naturheilkundlich an der Auflösung des Gewebes und mit Leberstärkung therapiert.

Mitbehandlung mit der TFM

Zysten werden in der TFM nach der Grundbehandlung zum Anregen der Lymphe mit der Nieren-Behandlung (⇢ S. 63) therapiert, um die Nieren sowohl in ihrer Funktion als Ausscheidungsorgan als auch aufgrund energetischer Gesichtspunkte zu stärken.
Es folgen neben der Grundbehandlung am Bauch (⇢ S. 95 ff.), welche die Entgiftung und Ausscheidung fördert, die behutsame Behandlung der Gonaden, (ausschließlich reflektorisch (!) durchgeführt), sowie die Leber-Behandlung (⇢ S. 121).

Raum für weitere Behandlungsschemata und TFM-Fachnotizen

Achte
bei allem,
was Du tust,
auf vegetative
Zeichen.

Raum für weitere Behandlungsschemata und TFM-Fachnotizen

Setze bei
Deiner Behandlung
auf einen
Schwerpunkt:
Weniger ist mehr!

Raum für weitere Behandlungsschemata und TFM-Fachnotizen

Fokussiere
beim Behandeln auf
den von der Klientin
gegebenen Arbeits-
auftrag.

Raum für weitere Behandlungsschemata und TFM-Fachnotizen

Denke im Anschluss Deiner Behandlung an die 3 Übungen als Anleitung zur Selbstbehandlung!

Raum für weitere Behandlungsschemata und TFM-Fachnotizen

Entdecke die
kreative Kraft der
Visualisierungen für
Dein Arbeiten
mit TFM.

Raum für weitere Behandlungsschemata und TFM-Fachnotizen

Höre bei all Deinem Wissen auch auf Deine Intuition!

Raum für weitere Behandlungsschemata und TFM-Fachnotizen

Ressourcen

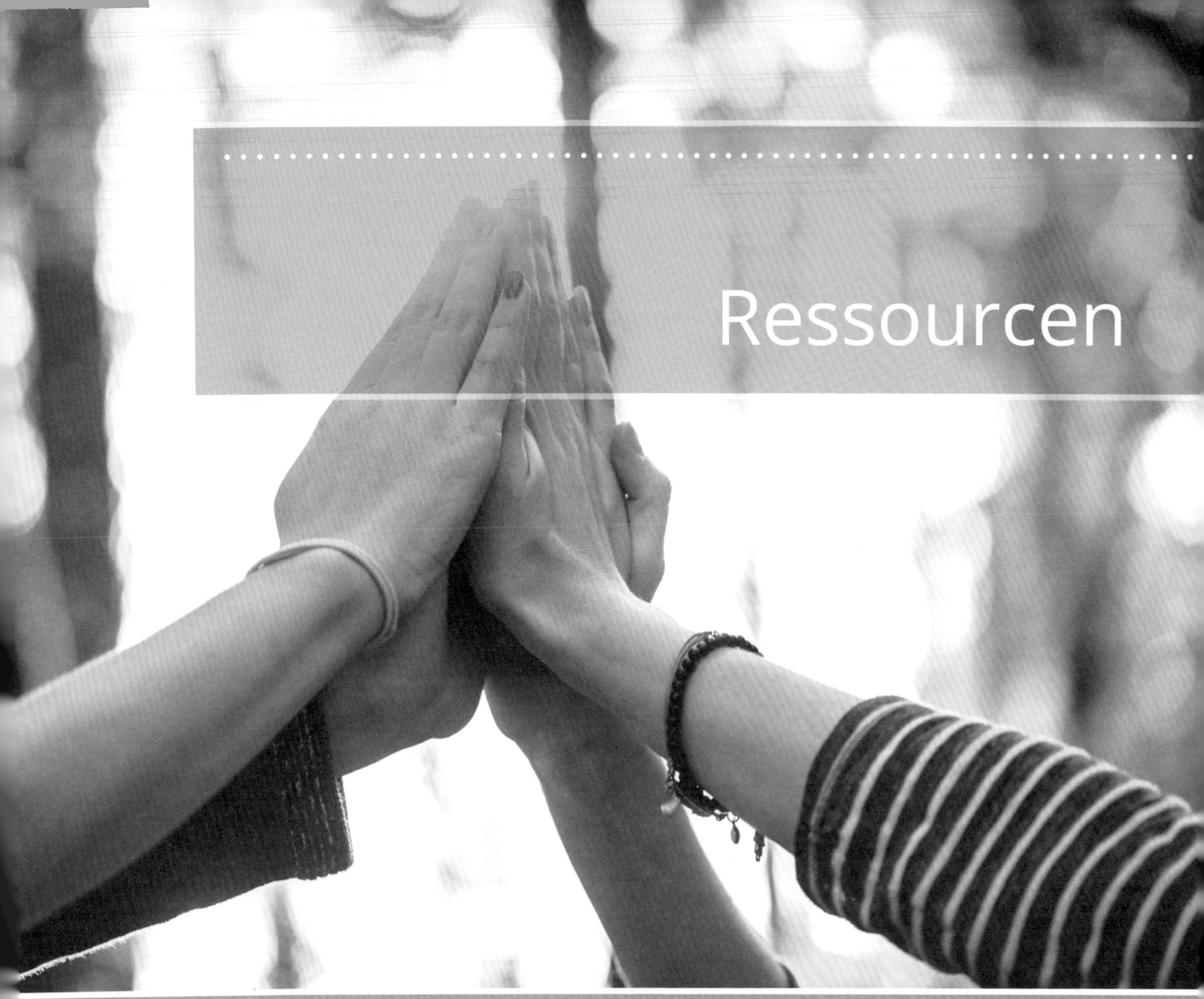

„Es sind die Begegnungen mit Menschen,
die das Leben lebenswert machen."

~ Guy de Maupassant

Kompetente Behandlungen

Neben der eigentlichen Therapiesitzungen führen TFM-Behandlerinnen auch Paarcoachings zum Thema Kinderwunsch, in der Schwangerschaft und zur hormonellen Balance durch, um die Laiengriffe für den Gebrauch zuhause zu vermitteln und einzelne Module zur Selbsthilfe anzuleiten.
Auf deiner Suche nach Fachkräften und Therapeutinnen wirst Du für deinen Postleitzahlenbereich in unserer TFM-Netzwerkliste fündig:
www.therapeutischefrauenmassage.de/therapeutinnen

Im Sinne der Qualitätssicherung sind auf dieser Liste ausschließlich zertifizierte Absolventinnen der bewährten TFM-Kurse vertreten.

TFM Wissenstransfer

Gemeinsam mit ihrem Team an TFM-Lehrerinnen hat Claudia A. Pfeiffer als Initiatorin der TFM unterdessen mehrere Tausend Therapeutinnen im deutschsprachigen In- und Ausland ausgebildet.
Die Kleingruppenkurse sind nach einem speziellen didaktischen Konzept für Fachfrauen (Heilpraktikerinnen, Hebammen, Doulas, Physiotherapeutinnen, zertifizierte Masseurinnen und Körpertherapeutinnen) konzipiert und finden regelmäßig an unterschiedlichen Standorten statt.

Privatkurse im Onlinesetting sowie vor Ort sind jederzeit möglich.
www.therapeutischefrauenmassage.de/kurstermine

Kontaktaufnahme
LehrWERK
Lenaustr. 1
66125 Saarbrücken
info@therapeutischefrauenmassage.de

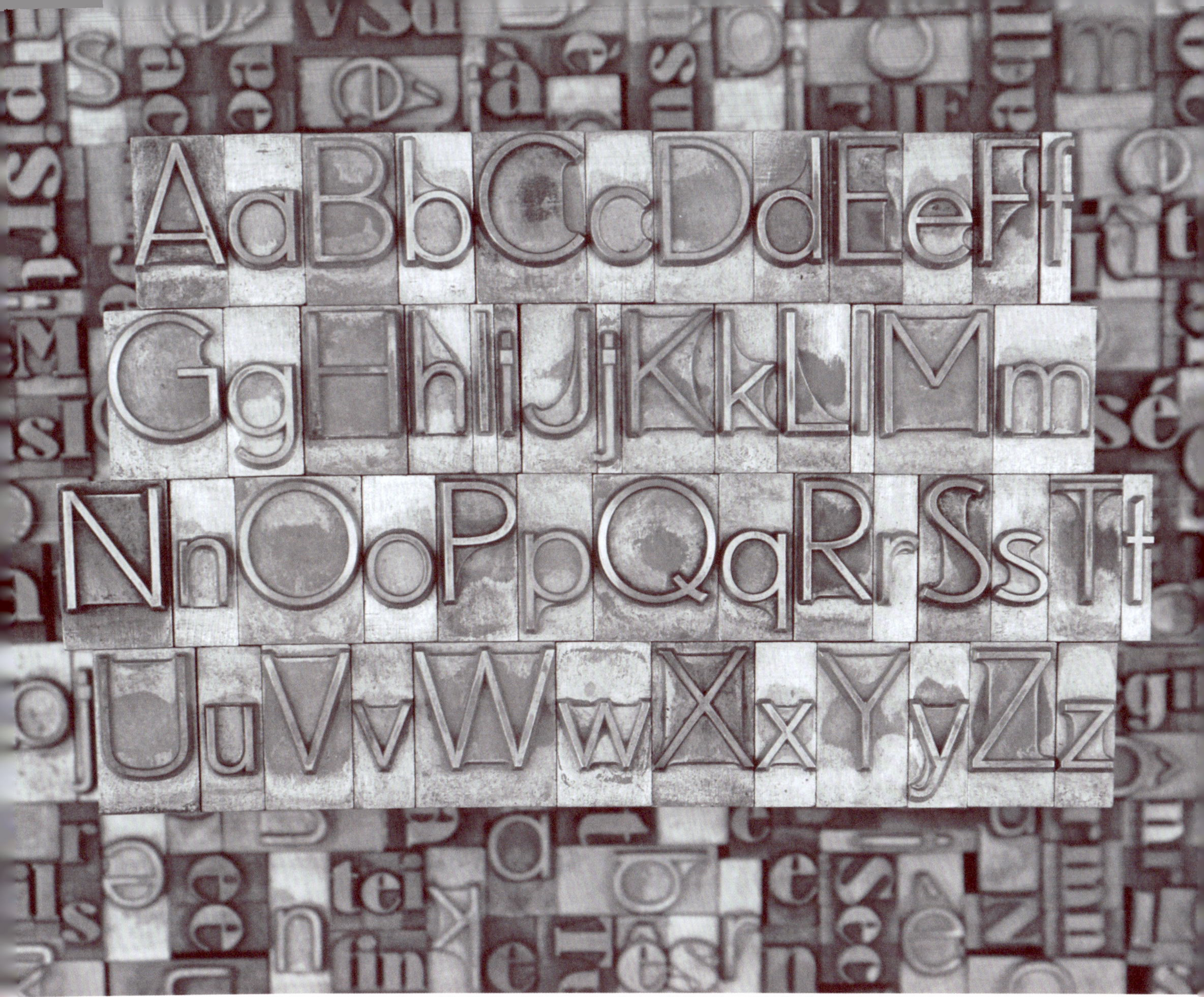

„Wie sich der Teil zum Ganzen verhält,
so die Ordnung des Teils zur Ordnung des Ganzen."

~ Dante Alighieri

Personenregister

Sachregister

F

G

H

V

W

X

Z

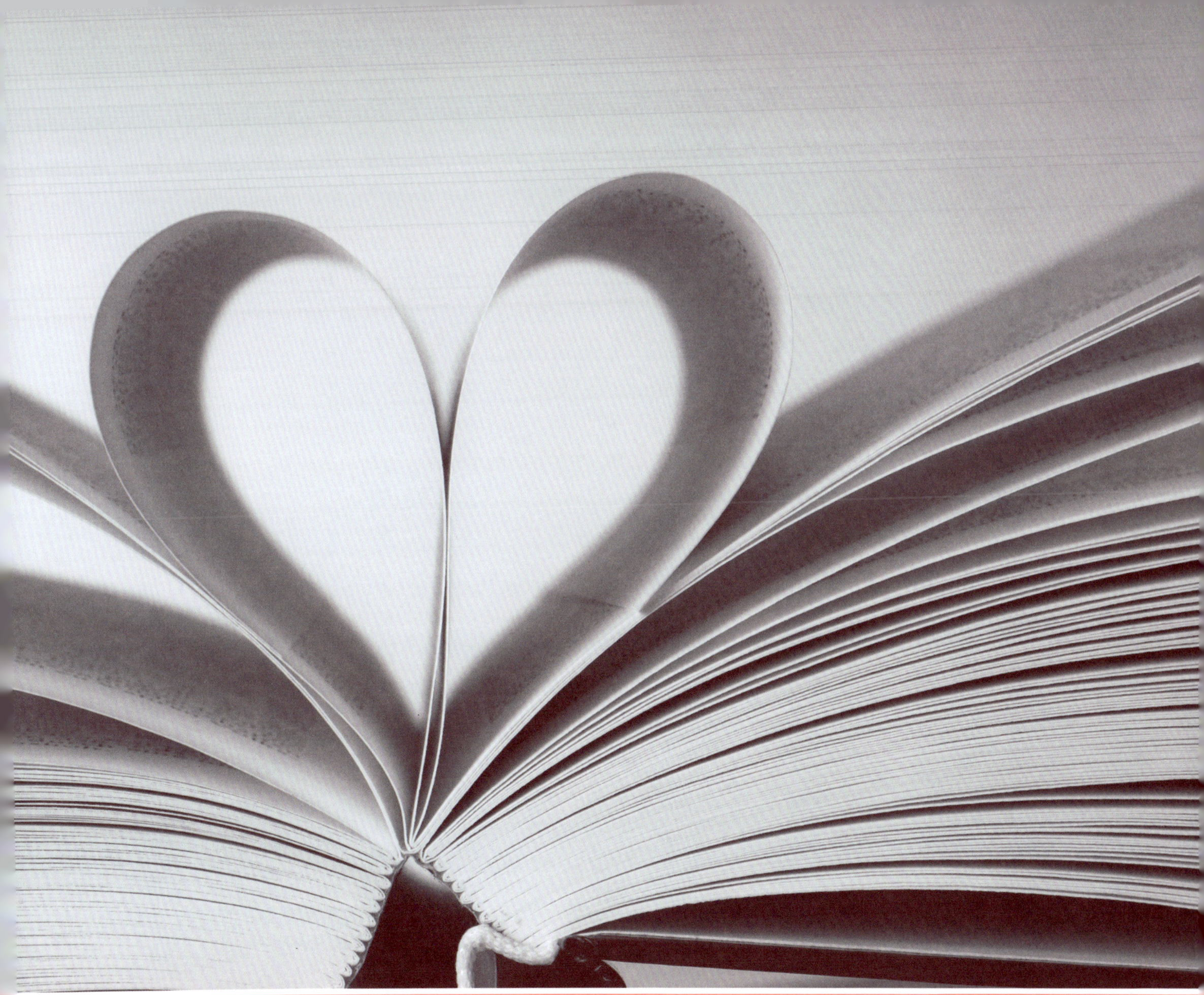

„Bücher sind die Hüllen der Weisheit,
bestickt mit den Perlen der Worte."

~ Mosche Ibn Esra

Literatur und Medien speziell zu Creative Healing und TFM

Patricia B. Bradley:

- Creative Healing. An Introduction to Joseph B. Stephenson's „Hands On“ Healing. (Lp Pubn 2008)
- The Stephenson Method of Natural Health Care. Creative Healing. (Lp Pubn 2008)

Dr. Gowri Motha:

- Gentle Birth Method (Thorsons 2004)
- Gentle first year (Thorsons 2006)
- Creative Healing for fertility and female disorders, DVD (engl.)
- Creative Healing in Pregnancy and Labour, DVD (engl.)

Claudia A. Pfeiffer:

- „Auch was für Männer! Die Therapeutische Frauen-Massage hilft nicht nur bei gynäkologischen Beschwerden.“ (Deutsche Heilpraktiker-Zeitschrift 2014; 9(03): 30-35)
- „4 Fachleute – 4 Behandlungsstrategien: Östradiol-Progesteron-Dysbalance“ (Deutsche Heilpraktiker-Zeitschrift 2015; 11(07): 42-43)
- Die Therapeutische Frauen-Massage als Partnermassage im Kinderwunsch, Handreichung (edition LehrWERK)
- Die Therapeutische Frauen-Massage zur Unterstützung des Stoffwechsels im Rahmen einer Stoffwechselkur, Handreichung (edition LehrWERK)
- Die Therapeutische Frauen-Massage als Hormonmassage in den Wechseljahren, Handreichung (edition LehrWERK)
- Sanfte Rückenmassage für stillende Mamas, (edition LehrWERK 2021)
- und Dr. Russ King: Stillen für Papas. DER Wochenbettratgeber für Männer (edition LehrWERK 2021)

Literaturverzeichnis

Donna Eden, David Feinstein, und Rotraud Oechsler

- Energiemedizin für Frauen (VAK-Verlag 2009)

Heide Fischer

- Frauenheilbuch: Naturheilkunde, medizinisches Wissen und Selbsthilfetipps für eine ganzheitliche Frauengesundheit (Nymphenburger 2004)
- Körperweisheit. Was Frauenkrankheiten uns sagen. (Nymphenburger 2009)

Ingrid Gerhard

- Frauengesundheit: Ganzheitliches Heilwissen für Körper & Seele (Trias, 2020)
- Das Frauen-Gesundheitsbuch: Symptome verstehen – Krankheiten behandeln. Wo Naturheilverfahren wirken, wann Schulmedizin nötig ist (Haug 2009)
- und Marion Kiechle (Hrsg.)
  Gynäkologie integrativ – Konventionelle und komplementäre Therapie (Urban & Fischer 2006)

Elisabeth P. Jagfeld

- Frauenheilkunde natürlich. Das Fachbuch für die Praxis (BOD 2011)

Maria Köllner

- Die Bauch-Selbstmassage. Der leichte Weg zur optimalen Verdauung und einer guten Figur (Bio Verlag Ritter 2007)

Magret Madejsky
- Alchemilla (Goldmann Verlag 2000)
- Lexikon der Frauenkräuter (AT Verlag 2008)

Bartolomäus Maris
- Frauenheilkunde und Geburtshilfe (salumed 2012)

Christiane Northrup
- Frauenkörper – Frauenweisheit: Wie Frauen ihre ursprüngliche Fähigkeit zur Selbstheilung wiederentdecken können (Zabert Sandmann 2007)
- Weisheit der Wechseljahre (Goldmann Verlag 2010)
- und Mohani A. Marin Cardenas: Lustvoll durch die Wechseljahre: Sexualität, Lebensfreude und Neuorientierung in der zweiten Lebenshälfte (Goldmann Verlag 2009)

Anna Elisabeth Röcker
- Atlas des ganzheitlichen Heilens (südwest 2005)

Ingeborg Stadelmann
- Die Hebammensprechstunde (Stadelmann Verlag 2005)

Ulrich Stork
- Technik der Massage (Thieme 2004)

Alexander Tsiaras
- Wunder Mensch: Eine faszinierende Reise durch den Körper (Droemer 2005)

Kerstin Weidner und Martina Rauchfuß
- Leitfaden psychosomatische Frauenheilkunde (Deutscher Ärzte-Verlag 2012)

Online-Ressourcen

Frauenärzte im Netz

- www.frauenaerzte-im-netz.de/de_krankheiten-a-z_50.html

Netzwerk Frauengesundheit

- www.netzwerk-frauengesundheit.com

Therapeutische Frauen-Massage

- www.therapeutischefrauenmassage.de
- www.therapeutischefrauenmassage.at
- www.therapeutischefrauenmassage.ch
- www.babybauchmethode.de

TFM-Magazin

- www.therapeutischefrauenmassage.de/magazin

Gentle Birth Method

- www.gentlebirthmethod.com

Bildnachweise

Danksagung

Viele haben mich unterstützt, damit dieses Buch Wirklichkeit geworden ist: in erster Linie mein Ehemann und meine beiden Kinder. Danke für eure Geduld und liebevolle Toleranz gegenüber meinem kreativen Chaos, für eure stetige Unterstützung während der aktiven Phase des Schreibens und den Vorbereitungen, die die „Geburt“ eines Buches benötigt.

Besonders danke ich Dr. Gowri Motha, die mir als Lehrerin, Mentorin und Freundin seit vielen Jahren beruflich wie privat zur Seite steht und von der ich die wundervolle Methode des *Creative Healing* „von der Pike auf“ erlernen und erfahren durfte. Danke, Gowri, dass Du mir die Möglichkeit eröffnet hast, als einzige zertifizierte Lehrerin für *Creative Healing* die Technik von Joseph B. Stephenson in die deutschsprachige Welt bringen zu dürfen und dass Du damit den Grundstein für dieses Buch gelegt hast.

Mein Dank gilt auch den mittlerweile zahlreichen Therapeutinnen und TFM Praktikerinnen, denen ich diese wunderbare ganzheitliche Technik vermitteln durfte und die in ihren Praxen tagtäglich mit der Therapeutischen Frauen-Massage arbeiten und aus den gesammelten Erfahrungen Fürsprecherinnen für die TFM sind. Danke, dass ihr da seid und mit Herz und Hand diese sanfte Methode in die Welt bringt und so viel Gutes damit bewirkt.

Ganz besonders freue ich mich, dass die TFM seit 2014 an der Freiburger Heilpflanzenschule, die von Cornelia und Joachim Stern so kompetent und liebevoll geführt wird, ein zweites Zuhause gefunden hat und wir dort neben den Fachkursen in Saarbrücken jedes Jahr neue TFM-Therapeutinnen begrüßen dürfen.

Vielen Dank an Bettina Weyland, die dieses Buch mit ihrer Kreativität und stimmigen Ideen lebendig gestaltet hat und ihm somit seine unverwechselbare Form verliehen hat. Danke an meine beiden lieben Lektorinnen und Herzensmenschen Cornelia Stern und Michaela Axmann, die mit wertvollen Hinweisen und Sachverstand, Wortgewandtheit und präzisem Adlerauge den Inhalt des Buches betreut haben. Habt herzlichen Dank ihr Lieben.

Ich möchte auch meinen zahlreichen Patientinnen danken, die mir immer wieder wertvolle Rückmeldungen zur Wirkung der TFM-Behandlungseinheiten geben und deren Begeisterung für die Therapeutische Frauen-Massage in ihrem Umfeld Kreise zieht.

Mein inniger Dank gilt auch all denjenigen, die im Hintergrund sanft und leise die Geschicke mit geleitet haben: meiner Mama, meiner Schwiegermutter und meiner Freundin Elke, die meine – teilweise recht ungewöhnlichen Ideen – seit Jahren im wahrsten Sinne auf Herz und Nieren prüft.

Claudia A. Pfeiffer

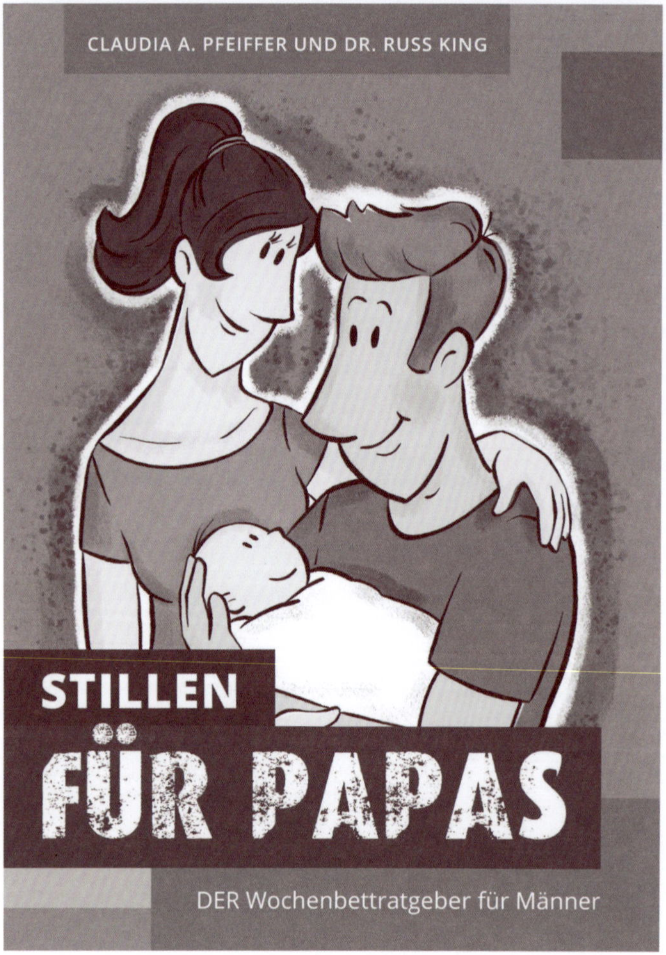
CLAUDIA A. PFEIFFER UND DR. RUSS KING
STILLEN
FÜR PAPAS
DER Wochenbettratgeber für Männer